DU

CHOLERA-MORBUS

ASIATIQUE,

ET DES

MOYENS DE S'EN PRÉSERVER.

Imprimerie de Jean Martel le jeune.

DU

CHOLERA-MORBUS

ASIATIQUE,

ET DES

MOYENS DE S'EN PRÉSERVER;

Par **P. BORIES**,

Docteur en Médecine et Pharmacien de Montpellier; de la Société de Médecine-pratique de la même ville; de l'Université de Naples; Membre correspondant des Académies royales de Médecine et des Sciences et Belles-Lettres de Palerme; etc., etc.

A PARIS,
Chez GABON, Libraire, rue de l'École de Médecine;
à MONTPELLIER,
Même Maison, et chez l'Auteur, rue Poissonnerie;
à BRUXELLES,
Au Dépôt général de la Librairie médicale Française.
1832.

AVANT-PROPOS.

Lorsque l'élite des médecins rivalise de zèle pour aller observer et combattre le fléau qui ravage, en ce moment, plusieurs contrées de l'Europe septentrionale, je serai, sans doute, accusé de témérité d'oser entrer en lice, et de publier mes idées sur la nature, jusqu'à présent peu connue, du cholera-morbus, et sur les moyens de s'en préserver, lorsqu'il est contagieux ou épidémique. Il n'a donc pas moins fallu que l'importance de l'objet qui occupe aujourd'hui, non-seulement le monde médical, mais encore tous les Gouvernemens Européens, pour que je payasse mon faible tribut à la science qui peut être regardée comme la plus noble et la plus utile de nos institutions. Il ne serait pas digne du titre de médecin, me disais-je, en concevant le projet que j'exécute, celui qui contemplerait froidement les innombrables victimes d'une maladie d'autant plus meurtrière, qu'on ignore encore les véritables moyens de la combattre; et, s'il n'est pas permis à tous d'aller sur les lieux où elle exerce ses ravages, il est possible à chacun d'eux de se représenter au milieu de la contagion qui engloutit les villes et dévore les campagnes, et de former la résolution, si nous ne pouvions nous préserver de son invasion, d'affronter la mort, et de se montrer digne alors du titre d'homme de la patrie et de consolateur de l'humanité. Aussi, j'en ai pour garant les sentimens qui animent les médecins français; tout les exciterait ou les retiendrait dans le devoir. La confiance qu'on leur témoignerait, ranimerait leur courage; ils veilleraient sur la vie de leurs concitoyens; ils suspendraient le trépas sur leurs têtes; et le danger qu'ils courraient, serait un nouveau mérite à leurs yeux. Le dévouement qu'ils mettraient à remplir un devoir sacré, serait ennobli par l'idée qu'ils y attacheraient, et le plaçant d'abord au niveau du sentiment qui repousse la crainte, ils le porteraient bientôt jusqu'au désir de multiplier le bienfait.

Une semblable conduite n'aurait d'ailleurs pas lieu d'étonner chez des hommes qui ont une idée juste de la profession qu'ils ont embrassée. Ils ont prouvé depuis long-temps, que, lorsqu'ils ont à combattre un fléau qui augmente journellement ses victimes, ils redoublent de zèle pour combattre ses fureurs : tels furent autrefois les *Chicoineau*, les *Deydier*, les *Verny*, que l'école de Montpellier s'honore de pouvoir mettre au nombre des héros de l'humanité ; tels ont été de nos jours, les Berthe, les Lafabrie, les Broussonnet, les Caizergues, membres de la commission chargée d'aller observer la fièvre jaune qui, en 1800, ravageait l'Andalousie ; tels furent plus tard, les Médecins qui sollicitèrent, comme une faveur, d'être choisis pour aller à Barcelonne étudier la nature de la terrible maladie qui s'y était développée, et à laquelle l'un d'eux, l'infortuné Mazet, devait bientôt succomber. Mais, un si funeste événement ne refroidit point le zèle des médecins français. S'il est question d'acquérir des idées plus justes sur la peste, ils provoquent du Gouvernement la mission de franchir les mers, pour apporter ensuite dans leur pays le fruit de leurs observations, recueillies par tous les moyens propres à prouver son mode de propagation. Citoyens de tous les pays, comme si l'univers entier était leur patrie et s'ils se croyaient obligés de servir l'humanité partout où elle réclame leurs soins, à peine le cholera-morbus a-t-il passé les frontières de l'Asie pour se montrer en Europe, ils sollicitent de toutes parts, sinon l'ordre, du moins l'autorisation de se rendre sur les lieux où cette terrible maladie et la mort qui en est la suite, auraient dû mettre un terme aux dissensions intestines qui en sont devenues un puissant auxiliaire. Heureux, lorsqu'une politique tortueuse ne met pas d'obstacle à leur noble dévouement, et lorsque, après l'avoir montré aussi grand que désintéressé, les Lazarets ne sont point transformés, pour eux seulement, en des prisons d'état, et qu'ils n'éprouvent pas des difficultés inouïes pour venir, le plus promptement possible, faire jouir leurs compatriotes des fruits de leurs études, de leurs méditations et de leur courage !

Il leur a fallu du courage, en effet, pour opérer chez eux la transfusion du sang des cholériques, pour porter à leur bouche les matières les plus dégoûtantes, rendues par des malades dont, peu d'instans après, ils faisaient l'autopsie. Il me semble les voir dans une cité où les cris de gloire se confondaient avec ceux de la douleur et du désespoir, et où ils remplaçaient auprès de leurs malades, des parens qui avaient volé à la défense de la patrie. Ils se penchaient sur leur lit, ils respiraient leur haleine, et, au milieu du plus grand danger, ils s'oubliaient eux-mêmes, pour être entièrement aux malheureux qu'ils avaient sous les yeux. Je les suivais dans ces vastes établissemens, qui devenaient de vastes Cimetières, où l'on entassait des vivans ; je les voyais au milieu du poison le plus subtil, à côté des malades frappés des affections les plus dangereuses, ne s'occuper que des moyens de les guérir, lorsqu'ils y puisaient peut-être le germe de la mort. Combien j'aime à confondre ma voix avec celle du monde entier, et à signaler ce que l'humanité a de plus honorable! Combien, surtout, je me trouve heureux d'appartenir à cette classe d'hommes, chez qui de nouveaux besoins ne feraient qu'augmenter le courage pour de nouveaux dangers, que tous les médecins français voudraient partager, lorsqu'il s'agirait de leurs concitoyens, qui tous alors deviendraient leurs frères!

DU CHOLERA-MORBUS ASIATIQUE, ET DES MOYENS DE S'EN PRÉSERVER.

DU CHOLERA-MORBUS ASIATIQUE.

Le meilleur moyen d'étudier une maladie, est, sans doute, d'avoir sous les yeux le sujet qui en est atteint. C'est au lit du malade qu'on peut se faire une idée juste des différens signes, des divers symptômes par lesquels l'affection morbide se manifeste, pour arriver jusqu'à elle par une analyse raisonnée et méthodique de ces signes et de ces symptômes. C'est du malade seul que l'on peut avoir des renseignemens exacts sur les causes prédisposantes et occasionelles, telles que le tempérament, le régime de vie, les habitudes, les occupations, qui ont pu faire développer l'affection que l'on veut combattre. C'est en apprenant les causes communes et accidentelles, comme la température, l'altération de l'air, la viciation des alimens, que l'on peut se rendre compte d'une maladie générale, populaire, qui attaque avec les mêmes symptômes essentiels, presque en même temps et dans un même lieu, un grand nombre de personnes, de quelque âge, de quelque sexe et de quelque profession qu'elles soient, et que l'on peut la qualifier d'épidémique. Ce n'est que par les renseignemens puisés sur les lieux où une maladie populaire s'est manifestée, que l'on peut juger les rapports médiats ou immédiats, que les personnes déjà atteintes ont eus avec des personnes saines, et comment la maladie s'est déclarée. C'est là que le médecin apprend si le mode de transmission d'un individu à un autre, a eu lieu par le moyen du contact; si l'individu, sain d'abord, a été seulement mis en rapport avec les vêtemens, les meubles qui ont servi à des hommes atteints avant lui de la même maladie, ou si les deux modes de transmission ont existé à la fois : ce ne sera qu'après avoir reconnu ces premières causes, qu'il pourra affirmer qu'elle est contagieuse. C'est, enfin, en tenant compte de l'influence que peut exercer l'air vicié par la présence, dans un même lieu, d'un grand nombre d'individus portant avec eux le germe de la maladie, sur le reste de la population, qu'il peut induire que, d'abord épidémique, elle devient bientôt contagieuse, parce qu'il n'est guère possible que les conditions que nous avons établies pour qu'elle fût telle, ne se présentent point dans les rapports que sont forcés d'avoir entre eux les hommes qui habitent une même contrée, une même ville, avec ceux qui habitent une contrée ou une ville voisine. C'est ainsi que le cholera-morbus, d'abord relégué en Asie, a pu s'introduire dans les pays d'Europe les plus voisins des frontières orientales, et qu'il a pu marcher à pas de géant vers l'Occident.

Mais, de même que les voyageurs nous apprennent quels sont les mœurs, les usages, la religion des habitans des pays qu'ils ont parcourus; de la même manière qu'ils nous font connaître la forme de leur gouvernement, leurs progrès dans les sciences, et la topographie de ces contrées, les médecins qui n'ont pas été assez heureux pour pouvoir aller étudier les grandes et les petites épidémies qui, à différentes époques, se sont montrées dans différens pays, en trouvent des descriptions plus ou moins exactes dans les histoires, les relations circonstanciées qu'en donnent ceux qui ont assisté à leur développement, qui ont suivi leur marche, leurs progrès, et qui ont employé contre elles tous les moyens qu'ils ont crus capables de les combattre. Ce sera aussi d'après ces historiens et d'après les renseignemens que les journaux nous ont transmis, depuis que le danger devient plus imminent, que j'établirai mon opinion sur les diverses causes de la maladie qui nous a été apportée de l'Inde, sur sa nature essentielle, et sur les meilleurs moyens de nous en préserver.

J'ai déjà dit que le tempérament, le régime, les habitudes, les occupations, doivent être mis au nombre des causes prédisposantes à telle ou telle autre maladie. L'économie peut, en effet, acquérir des dispositions particulières, peut être modifiée peu à peu, de manière que l'équilibre qui constitue la santé étant rompu, le corps se prépare par degrés à contracter une affection plutôt qu'une autre; et à ces causes peuvent se joindre ou en succéder d'autres qui, agissant instantanément, ne font que provoquer le développement de l'affection à laquelle l'individu était prédisposé. En Asie, par exemple, et principalement dans les provinces limitrophes de l'Inde et de la Perse, d'où le cholera s'est d'abord introduit en Russie, les habitans, descendans des anciens Guèbres, sont en général d'un tempérament bilioso-sanguin, d'un teint coloré et ayant la peau fort rude, ce qui joint à l'apathie qui leur est naturelle, et à la difficulté des mouvemens vitaux vers la périphérie, les rend plus disposés aux inflammations internes et au trouble des fonctions digestives, et cette disposition devient encore plus grande chez eux par la nature de leurs alimens. Quoique sobres, le régime de vie différent chez les Orientaux, aux Indes, à la Chine, au Japon, en Perse, etc., en raison de la variété du climat de ces diverses régions, des productions du sol et de la différence de leur culte, n'en est pas moins propre à altérer les forces radicales de la constitution, et à vicier les forces digestives qui en dépendent. Si le riz est l'aliment le plus estimé et le plus commun dans toute l'Asie, si pour les Orientaux il n'est pas de mets plus exquis que le *pilo;* l'usage de la glace, et des sorbets dans lesquels on met quelquefois du suc d'ail ou d'oignon, y est populaire. Si on mange du pain de froment dans quelques contrées, le peuple ne vit que d'une espèce de *mil* sur toutes les côtes de la Mer noire, depuis le Marais-Méotide jusqu'en Georgie. Le pain de certaines peuplades n'y est cuit qu'au moment de le manger, et encore pourrait-on dire que ce n'est que de la pâte non fermentée qu'on a fait chauffer, et sur laquelle on jette quelque graine forte et excitante; ajoutez à cela que la majeure partie des Persans, par exemple, forment leurs repas de lait aigre caillé, qu'ils délayent quelquefois dans de l'eau pour leur servir de boisson, et dans lequel on fait infuser des semences de fenouil ou de térébinthe: repas qu'ils complètent avec des hâchis faits de viandes à moitié pourries, que leur vendent des cuisiniers en boutique. La boisson la plus commune en Perse, est de l'eau avec du café, ou une infusion de bourgeons de saule. On y boit parfois du vin, mais c'est pour se préparer à un enivrement complet avec de l'eau-de-vie, dont la plus forte est toujours la meilleure.

Les mœurs, les habitudes et les occupations des Orientaux en général, me paraissent aussi devoir fixer l'attention dans la recherche des causes prédisposantes du cholera-morbus. Il me semble les voir gravement assis, les jambes croisées, fumant leur pipe, et ne se livrant que rarement au plus léger exercice : ni les voyages, ni même la promenade n'ont aucun attrait pour eux, et s'ils changent de place, c'est le plus souvent dans de grandes cuves en forme de berceaux ou à cheval; peu occupés des biens ou des maux de la vie, ils aiment à jouir du présent et se reposent sur leur destinée pour l'avenir. On pourrait dire d'eux, que la paresse est leur principale occupation, et la volupté leur délassement : deux moyens de passer le temps, auxquels ils sont naturellement portés par le climat et la facilité que la permission d'avoir plusieurs femmes, à la fois, leur fournit de satisfaire leur passion luxurieuse.

Il ne m'est donc pas difficile de trouver dans

les erreurs de régime, dans la presque entière nullité d'exercice ou d'occupation, et dans l'abus des plaisirs voluptueux, chez les peuples Asiatiques, les causes éloignées d'une maladie qui se manifeste par une énervation complète, et par le trouble des fonctions digestives. Aussi, la diarrhée, la dysenterie, endémiques aux Indes, en Perse et dans les autres contrées d'Orient, s'y changent-elles souvent en des épidémies de cholera-morbus tellement meurtrières, que peu de ceux qui en sont atteints en guérissent, et qu'on peut les considérer, en les rapprochant de la constitution atmosphérique dont je vais m'occuper, comme formant la principale constitution médicale de ces pays.

On a dit, depuis long-temps, que l'hiver et l'été se trouvent à la fois dans plusieurs contrées Asiatiques : aïnsi, l'air est, en général, chaud et sec tout le long du Golfe Persique jusqu'à l'Indus, pays où la chaleur est étouffante, tandis que celui des vallées et des montagnes voisines est frais et humide. Les bords de la mer Caspienne présentent aussi une température assez chaude, mais extrêmement humide. Dans un grand nombre de provinces Orientales, les quatre saisons de l'année se font remarquer dans la même journée : les matinées y sont humides, le milieu du jour y est brûlant, et il s'y lève, le soir, des vents qui rafraîchissent tellement l'air, qu'il faut s'y couvrir comme en hiver. Dans quelques parties des Indes, dans le royaume de Siam, par exemple, les chaleurs y sont quelquefois si fortes pendant le jour, que l'épiderme des parties du corps découvertes en est enlevé et tombe en écailles, tandis que les nuits et même les soirées y sont assez fraîches. Il faut les pluies fréquentes et les rivières nombreuses qui arrosent le Tom-King et en tempèrent l'air, pour que les portions de ce royaume qui avoisinent la mer, soient habitables. Enfin, le climat et les saisons elles-mêmes présentent de telles variétés de température dans les deux presqu'îles, au-delà et en-deçà du Gange, que, si on y éprouve des chaleurs excessives, il s'y forme aussi des brouillards si épais, et il y éclate tout à coup de si violens orages, que, dans le même jour, la température présente les variétés les plus extrêmes. Qui ne voit, dans ces changemens subits de température, les causes des troubles qui surviennent dans les mouvemens continuels et successifs des forces vitales, nécessaires pour qu'il y ait cette chaleur ou cette expansion du centre à la circonférence et le mouvement de froid qui tend de la circonférence au centre; d'où doivent résulter, pour la totalité des forces toniques, une distribution régulière qui a pour but, d'un côté, de répandre sur toute l'organisation les sucs nourriciers élaborés par la digestion, et de l'autre, de porter vers la peau, principal organe sécrétoire, la partie la plus subtile du produit inutile de la décomposition alimentaire? *Sanum est animal*, dit Hippocrate, *quandò caliditas et frigiditas moderatum inter se habuerint temperamentum*; car, s'il y a inégalité dans l'action de ces deux forces vitales importantes, on observe bientôt un état nerveux et atonique dans ceux des organes que la cause prédisposante a rendus plus aptes à la manifestation de cet état morbide: c'est à la suite de semblables variations de température, que se déclara la dysenterie épidémique ou plutôt contagieuse, qui fait le sujet de l'excellent Traité de Zimmermann. « Ce n'est » pas, dit-il, le froid qui succède à la chaleur » et continue; mais l'alternative de chaleur et de » froid, qu'on regarde, en général, comme la » cause de la dysenterie. L'air froid du matin, » avant le lever du soleil; la chaleur ardente qui » le suit au milieu du jour; le froid et la fraî- » cheur qui succèdent au retour de la nuit, pas- » sent, avec raison, pour la principale cause oc- » casionelle........ qui rend les dysenteries plus » fréquentes et plus mauvaises. » J'ajoute que cette cause occasionelle, jointe aux causes prédisposantes que j'ai dit exister chez les Orientaux, doit beaucoup contribuer au développement des épidémies de cholera-morbus, qui, avec la dysenterie, se montrent si souvent chez eux.

J'arrive à la cause prochaine, à la nature essentielle de cette maladie, et, pour élucider les difficultés qu'elle présente, j'aurai recours aux différentes opinions consignées dans les ouvrages de médecine, aux renseignemens transmis par les témoins de ses ravages, à ceux communiqués par des médecins qui l'ont observée lorsqu'elle régnait épidémiquement, et enfin, à l'analogie que doit avoir avec elle le cholera sporadique qui se présente assez souvent dans nos départemens méridionaux.

Les pathologistes ont donné différens noms à l'ensemble des signes, des symptômes auxquels on reconnaît la maladie qui fixe, dans ce moment, l'attention générale, et ils l'ont classée dans les cadres nosologiques qui correspondent à ceux de ces signes ou de ces symptômes qu'ils ont vu prédominer. Les uns ne voyant que les abondantes évacuations qui l'accompagnent, l'ont placée parmi les *flux*; les autres, faisant jouer le premier rôle à l'élément nerveux que tous y ont remarqué, la rangent parmi les affections nerveuses et les spasmes. Certains ne faisant attention qu'à la promptitude avec laquelle la nature cherche à se débarrasser d'une sensation très-incommode, causée par la présence d'une cause stimulante quelconque, qui s'est développée, dans le conduit alimentaire, ne la considèrent que comme une variété de l'embarras gastrique, auquel ils conservent la dénomination généralement adoptée de cholera-morbus. Ceux-ci, ne s'arrêtant aussi qu'aux symptômes les plus apparens, l'abondance des évacuations bilieuses, ne l'attribuent qu'à une maladie des organes sécréteurs de la bile, qu'une altération particulière de ce liquide peut avoir causée. Ceux-là, jugeant, d'après la couleur et l'odeur des matières excrétées, qu'elles ont éprouvé un commencement de décomposition et qu'elles ont dû réagir sur les organes sécréteurs, en font une espèce de fièvre putride. Quelques-uns, fidèles à l'esprit systématique qu'ils ont introduit dans l'étude et la pratique de la médecine, justifient le caractère *asthénique* qu'ils lui ont donné, par les syncopes, la prostration des forces, la petitesse et l'accélération du pouls, la décomposition des traits, etc., etc., qui entrent dans la série des symptômes par lesquels cette affection se manifeste. Quelques autres, non moins persuadés de la bonté de leur doctrine exclusive, sans s'arrêter à la prétendue asthénie de leurs devanciers, y trouvent toujours des signes non équivoques d'inflammation gastro-intestinale, qu'ils prouvent, à leur tour, par des plaques rouges, piquetées, irrégulières, noirâtres, qu'ils ont remarquées à la surface muqueuse de l'intestin colon, du duodenum et de l'estomac de ceux que leur traitement anti-phlogistique n'a pu sauver. Arrivent, enfin, ceux qui, voulant concilier les doctrines les plus disparates, supposent des inflammations ayant pour origine la *passibilité* ou l'*atonie*, sans qu'elles changent de nature phlegmasique : inflammations dues à un *processus identique*, consistant dans l'action augmentée de la partie stimulée, relativement à la plus ou moins grande vitalité dont celle-ci est pourvue ; d'où des contro-stimulans d'un nouveau genre et applicables au cholera-morbus qui serait au nombre de ces espèces de phlegmasies.

Il a dû résulter de ces différentes opinions sur la nature essentielle du cholera-morbus, autant de modes particuliers de traitement, et la thérapeutique en a été naturellement dirigée d'après l'indication principale qui avait fixé l'attention de chacun de ces Pathologistes. Ainsi, en suivant l'ordre que j'ai mis dans l'énumération de ces opinions, l'on n'a conseillé que les délayans propres à faciliter les évacuations ; on a cherché seulement à les modérer, lorsqu'elles avaient lieu d'une manière trop active, et à les régulariser, lorsqu'elles fatiguaient trop les organes par lesquels elles devaient s'effectuer. Tout en respectant les efforts de la nature pour se débarrasser de ce qu'on a cru être de la bile surabondante, on a voulu qu'on employât de préférence les anti-spasmodiques et les narcotiques, dès-que l'on croit *avoir suffisamment lavé*, et que l'on commençât même par ces remèdes, si les affections spasmodiques du canal alimentaire deviennent trop violentes et se communiquent aux autres parties du corps, ou s'il y a des signes qui indiquent une trop grande faiblesse. Confians dans les moyens que la nature emploie pour chasser la cause stimulante, certains ne mettent en usage que les boissons délayantes, acidulées ou mucilagineuses, et prohibent les plus légers évacuans et les narcotiques, comme ajoutant un nouveau degré d'irritation, en enrayant la série des mouvemens et des efforts nécessaires pour expulser les matières nuisibles. D'autres veulent que l'on s'empresse d'étendre d'eau la bile sécrétée et qu'on en facilite l'excrétion par l'emploi des boissons délayantes et des lavemens émolliens ou de quelques autres légers évacuans, afin d'en diminuer la quantité et les qualités irritantes; ils conseillent, néanmoins, de remédier à l'opiniâtreté des évacuations par les préparations opiacées, et de régulariser les mouvemens vitaux par des révulsifs appliqués sur les membres. Ceux qui attribuent l'odeur et la couleur des évacuations à la putridité ou à une espèce de corruption due à une réaction des molécules organiques les unes sur les autres, conseillent les anti-septiques. Viennent ceux qui croient devoir s'opposer à une dégénération des humeurs, en rétablissant les forces des solides énervés, en remédiant à leur défaut d'excitation par les toniques. Leurs successeurs en méthodes exclusives, tout en convenant que la saignée agit peu efficacement sur les phlegmasies des membranes muqueuses des voies digestives, bornent le traitement du cholera à l'application d'un assez grand nombre de sangsues à l'épigastre. Restent, enfin, ceux qui ne verraient dans le cholera-morbus, même contagieux, et dans la prostration vitale qui en accompagne les phénomènes passagers, qu'une puissance phlogistique par action élective, qu'il faut promptement combattre par des médicamens qu'ils prescrivent à des doses insolites, dans l'idée de modérer l'énergie de la circulation dans les *organes élus*, seul moyen qu'ils aient eu de comparer leurs contro-stimulans aux anti-phlogistiques.

Mais, il ne suffit pas des phénomènes principaux, quelque extension qu'on leur donne, pour se faire une idée juste du principe d'action que l'économie vivante renferme ou auxquels elle est exposée, et des causes de maladie auxquelles l'activité vitale et les agens extérieurs qui la provoquent peuvent donner lieu. Il faut porter son attention sur tous les actes constitutifs de l'état morbide ; il faut arriver par eux jusqu'à la recherche du genre de modification que l'organisme vivant éprouve dans l'état des forces des solides ou des fluides. C'est là le seul moyen de découvrir la nature de la maladie et la base des indications thérapeutiques essentielles. Ainsi, le vomissement et la diarrhée, la plus ou moins grande quantité des matières excrétées, leur couleur et leur odeur, les crampes dans les extrémités, les douleurs ou la chaleur à l'épigastre, les lassitudes spontanées, la prostration des forces, considérées isolément, peuvent se rapporter à plusieurs maladies différentes ; tandis que si l'ensemble de ces phénomènes a été précédé, pendant plusieurs jours, d'un dégoût pour les alimens, d'une amertume de la bouche, d'une soif assez vive, de nausées, de rapports nidoreux, du hoquet, de frissons suivis de l'accélération du pouls et de la syncope, au moment de leur développement : ces signes primitifs, joints à ceux qui les ont suivis, classés, d'après leurs différences ou leurs ressemblances, nous conduisent jusqu'à la connaissance de l'affection élémentaire qu'ils représentent, et jusqu'à la détermination des indications à remplir. Après avoir donc estimé, à sa juste valeur, la réunion des symptômes que je viens d'énumérer, après avoir recherché si dans le cholera, même sporadique, ne se trouverait pas le concours de tous ou d'une grande partie de ces symptômes, également observés dans la maladie qui règne aujourd'hui épidémiquement dans le nord de l'Europe, je suis arrivé à cette conclusion, que la réunion de trois élémens principaux, nerveux, catarrhal et bilieux (1), en forment une maladie composée, due à l'extension de l'affection vitale sur trois systèmes d'organes, entre lesquels il existe des liaisons physiologiques qui expliquent les rapports qu'une même cause pathologique a établis entre eux. Mon opinion s'est confirmée par l'examen de l'influence qu'ont pu exercer sur la production de la maladie, toutes les circonstances qui l'ont précédée, chez les sujets qui en furent primitivement atteints : telles que la disposition qu'ont fait naître le régime de vie et le tempérament qu'il a dû former, les constitutions atmosphérique et médicale, et le rapport dans lequel se sont trouvés les phénomènes morbides et les agens qui les ont produits. J'ai déjà prouvé, ce me semble, les quatre pre-

(1) La constriction des canaux excréteurs de la bile, l'absence de cette sécrétion dans les voies digestives, son accumulation dans la vésicule du fiel, trouvées à l'autopsie, seraient loin, pour moi, d'être un signe de l'absence de ce dernier élément ; j'en conclurais seulement qu'il est sous la dépendance des deux autres.

mières de ces causes prédisposantes chez les peuples d'Orient; il ne me reste donc, en faisant l'histoire de sa propagation vers les contrées occidentales, qu'à rechercher si les individus chez qui cette prédisposition existait, n'ont pas été les premiers et quelquefois les seuls atteints de la maladie dans sa marche, et quelle est la cause matérielle de ses progrès.

Je pourrais me borner, pour cela, à rappeler l'intéressante note adressée à l'Académie des Sciences, le 22 novembre 1830, par MM. Le Gallois, Brière, Desalle et Ajasson, sur l'origine, la marche et les progrès probables du cholera-morbus. Les détails que MM. Moreau-de-Jonnès et de Humboldt ajoutèrent à ceux dans lesquels ces médecins étaient entrés, pourraient peut-être suffire, pour faire connaître le caractère particulier de cette maladie. L'extrait d'une lettre adressée par M. Gamba, consul de France, à Tiflis, à M. le baron Larrey, corroborerait assez les renseignemens déjà donnés à l'Académie; mais, en matière semblable, on ne saurait s'étayer de trop de preuves, et j'éprouve le besoin de publier quelques fragmens d'une correspondance intéressante avec différentes contrées d'Orient, qui m'avaient déjà donné une idée de son mode de propagation: j'espère même que ces nouveaux renseignemens, transmis par des hommes dignes de foi, aideront à

des nerfs et des organes, d'une sueur abondante et continuelle qui réduisent le corps à un tel état de faiblesse, qu'on n'a pas le courage de faire le moindre mouvement ; de la malpropreté, des alimens malsains dont on fait grand usage, l'auteur arrive au cholera-morbus, qu'on regarde, ainsi que les autres maladies contagieuses, comme des *êtres réels*, et qui est tellement meurtrier, dit-il, qu'il n'entend parler que de morts et de malades.

A ces faits peu nombreux, sans doute, mais dont je déduirai plus tard les conséquences nécessaires, ajoutons les communications faites à l'Académie des Sciences, le 22 novembre 1830. «Fréquent en tout temps dans l'Inde, disaient »alors les Médecins qui demandaient à faire »partie de la Commission qu'ils supposaient de»voir aller en Russie, le cholera-morbus y de»vint épidémique en 1813. Après y avoir exercé »de grands ravages en 1817, il jeta, de 1819 à »1820, quelques brandons à Bourbon (île de »France), à Bassora, dans la Mésopotamie, dans »la Syrie. Il traversa la Perse en 1823, pour »s'étendre aux rives de la mer Caspienne. Enfin, »après avoir sévi dans quelques localités pen»dant les années intermédiaires, il arrive à »Bokara (Asie centrale), au printemps de 1829. »De là, il passe à Orenbourg et ravage le terri»toire de cette ville, pendant les derniers mois

» de 1829 et les premiers mois de 1830. Au prin»
» temps de cette même année, il est à Tauris,
» vers les limites de la Perse septentrionale; en
» juillet et en août, à Tiflis en Géorgie, à As-
» tracan (embouchure du Volga). Il occasionne
» une affreuse mortalité dans ces différentes
» villes, ne laisse que 8,000 habitans sur 30,000
» à Tiflis (1); il enlève de 20 à 22,000 personnes
» dans le district d'Astracan; il s'étend à droite
» et à gauche dans les possessions limitrophes,
» et, remontant le cours du Volga, il atteint
» Moscou, le 28 septembre de l'année dernière.
» Ainsi, dans sa marche générale et malgré des
» différences énormes de latitude, de climat, de
» mœurs, le cholera-morbus a parcouru 46 à
» 47,000 lieues carrées, en moins d'une année
» et demie, et rasé, en moins de deux mois,
» 350 lieues, distance comprise entre Astracan
» et Moscou. Ces faits sont attestés par des hom-
» mes différens d'opinion, de caractère, d'inté-
» rêts, de pays même; par des négocians, par
» des médecins, par des diplomates, qui tous
» peuvent imprimer à leurs assertions un carac-
» tère officiel ou du moins authentique. Ce sont
» M. Gamba, consul de France à Tiflis, Lord
» Heytesbury, ambassadeur d'Angleterre, M. le

(1) Cette assertion n'est pas exacte. Voir ci-après l'extrait de la lettre de M. Gamba à M. le Baron Larrey.

» Comte de Zakreuski, ministre de l'intérieur » en Russie, et spécialement chargé par l'Em- » pereur de l'exécution des mesures sanitaires. »

Ces renseignemens, puisés aux sources les plus pures et les plus variées, avaient été communiqués au Conseil supérieur de santé, dans sa séance extraordinaire du 12 novembre, par M. Moreau-de-Jonnès, qui y ajouta quelques nouveaux détails dans la même séance de l'Académie des Sciences. « Déjà trois fois, di- » sait-il, le cholera pestilentiel s'est avancé vers » l'Europe par des voies diverses. Importé du Ben- » gale aux Iles de France et de Bourbon, en » 1819, il menaça de suivre la route des commu- » nications avec l'Inde, et d'arriver par l'Orient » *avec les nombreux navires* qui affluent dans » nos ports et dans ceux de la Grande-Bretagne. » De sages mesures prises au Cap de Bonne-Es- » pérance prévinrent ce malheur. En 1821, les » relations de Bombay avec les ports du Golfe » Arabique, l'introduisirent à Bassora; il re- » monta l'Euphrate, traversa la Mésopotamie, » *en suivant pas-à-pas les communications* » *commerciales*, et il parut en Syrie. Là, cé- » dant au froid de l'hiver, mais reparaissant au » printemps avec une nouvelle force, il décima, » pendant trois ans, la population. Il envahit la » plupart des villes situées sur la Méditerranée. » Au printemps de 1830, il arriva à Bassora et

» continua progressivement ses ravages jusqu'à » Moscou. »

Je donne un extrait de la lettre de M. Gamba, à M. le baron Larrey, dont il a été question dans les communications faites à l'Académie des Sciences, parce qu'elle renferme des faits qui n'ont pas été rapportés. « Cette maladie, écri- » vait notre Consul à Tiflis, s'est montrée, pen- » dant l'automne de 1829, à Téheran et à Casbiz, » sur les frontières de la Perse ; l'hiver suivant » l'avait dissipée et l'on croyait être débarrassé » de ce fléau, lorsqu'au commencement du prin- » temps de 1830, le mal s'est déclaré de nou- » veau dans les villes de Tauris et de Chilan ; » d'où, côtoyant la mer Caspienne, il s'est mon- » tré à Lemkerum, Sasiam, Bakou, Derbent » et Astracan, où il s'est momentanément ar- » rêté; de là, il s'est propagé le long du Kour » jusqu'à Tiflis, où il a paru, pour la première » fois, le 8 août 1830. Les premiers individus » attaqués étaient trois soldats qui furent portés » de suite à l'hôpital militaire, situé sur la rive » gauche du fleuve (le Kour), à trois werstes » de la ville. Ils moururent en peu d'heures ; le » lendemain, quatre autres militaires subirent » le même sort, et le cholera-morbus se déve- » loppa rapidement dans la ville, vers le 13 août. » On s'expatrie de tous côtés, et la population » de cette Cité, qui était de trente mille habitans,

» est réduite tout à coup à huit mille, y compris deux mille soldats. A la pauvreté de ceux-» ci, nourris avec de mauvais alimens, se joi-» gnait la situation topographique défavorable de » la ville, située entre le fleuve et deux chaînes » de montagnes très-resserrées, ainsi qu'une » température, à l'ombre, de 27 à 29 degrés (R.).» Enfin, d'après M. Gamba, ce fut surtout au manque absolu de médecins, qu'on peut attribuer la cause principale de la propagation de cette maladie : sur neuf, quatre étaient déjà morts, quand elle fut parvenue à son troisième degré. Pendant cette période, tout individu attaqué du cholera-morbus était mort et enterré en moins de sept à huit heures; l'inhumation avait lieu immédiatement après la mort, sans examen du corps et sans déclaration. Dès qu'on était atteint de la maladie, on tombait sans connaissance; bientôt les vomissemens et les déjections alvines se déclaraient (1); le malade éprouvait des coliques violentes, des crampes; un froid glacial s'emparait de tous ses membres, et, peu d'heures après, il avait cessé de vivre.

(1) C'est donc à tort que, d'après M. le docteur Billingen, chirurgien des armées de S. M. Britannique, le cholera d'Orient différerait de celui d'Europe, par l'absence de ces évacuations, et on ne saurait rapprocher cette observation de la suivante, sans y trouver la plus étonnante contradiction : « Pendant la marche fou-

Les saignées, le calomel et les préparations éthérées étaient sans effet. On a calculé que, depuis le 8 août jusqu'au 8 septembre, 5,000 individus, dont 1,000 soldats, sont morts à Tiflis, et, dans les campagnes voisines, il en est mort un pareil nombre.

La maladie a donc été suivie, dans sa marche, jusqu'au printemps de 1830, époque où elle était à Tauris, et même jusqu'aux mois de juillet et d'août, pendant lesquels elle se manifesta à Astracan, à Tiflis et dans les pays limitrophes. Mais on n'en connaît aucune trace dans les pays entre ces dernières villes et Moscou, où cependant elle ne parut que 50 jours après, puisque, le 8 août, à Tiflis, où il semble qu'elle se soit dirigée d'Orenbourg, qui n'est qu'à 180 lieues E. S. E. de Moscou, elle n'arriva dans cette dernière ville que le 28 septembre suivant. Je ne sais quelles seront les explications que donneront ceux qui veulent que, comme toutes les épidémies, elle ne dépende que d'un état particulier de l'atmosphère, et que les fortes chaleurs soient la seule condition propre

»droyante des symptômes, le tube alimentaire est af-»fecté différemment. Après les premières évacuations »alimentaires, les matières rejetées par les selles et les »vomissemens sont..... légèrement jaunâtres, etc., etc.» (*Observations sur la nature et le traitement du cholera-morbus d'Europe et d'Asie.*)

à son développement, lorsqu'elle règne dans l'ancienne capitale de l'Empire Russe, dans la saison la plus froide de l'année, et qu'elle y a exercé de grands ravages, pendant plusieurs mois, sans qu'elle se soit communiquée aux environs, grâce aux mesures sanitaires qui furent prises. Ce n'a été que lors de la révolution de Pologne, lorsque les troupes formant le cordon de Moscou, lorsque celles qui avaient été tirées des frontières de la Perse pour venir renforcer les forces Moscovites en Pologne, furent en contact avec l'armée Polonaise; lorsque des prisonniers furent faits de part et d'autre, qu'elle parut à Varsovie et qu'elle s'y présenta telle qu'on l'avait vue à Moscou, et qu'on la décrit en Asie. Plus tard, elle se montra à Saint-Pétersbourg, à Riga, à Mittau, à Posen; mais ce ne fut toujours qu'après le passage des troupes venant de la Russie d'Asie, qu'on en observa les premiers symptômes dans ces dernières villes. Elle a pénétré dans les États Autrichiens, en Hongrie surtout, et on se souvient que ce ne fut qu'après le désarmement des troupes du général Dwernicki et leur direction vers cette partie des possessions Autrichiennes, qu'on a appris qu'elle était à Pesth, et qu'elle avait gagné presque toute la Hongrie, qu'elle a ravagée. De là et par les relations naturelles qu'ont entre elles des villes d'une même contrée, elle s'est portée à Presbourg, d'où elle a pénétré à Vienne, le 15 septembre dernier, sans qu'on puisse concevoir d'autre mode de propagation, que celui dû au voisinage de ces deux villes et aux rapports habituels que les habitans ont entre eux. Son introduction en Prusse, date aussi de l'époque où un des corps de l'armée Polonaise réclama un asyle dans ce royaume; elle a dû avoir encore pour cause les communications journalières que l'on a dit avoir existé entre l'armée Russe en Pologne et les provinces Prussiennes limitrophes, pour la subsistance et le matériel que les troupes du général Paskewits en auraient retirés. Une fois introduite dans les États du Roi de Prusse, il n'y aurait eu que des cordons sanitaires, tellement répétés que leur existence en paraît impossible, qui auraient pu empêcher qu'elle se propageât à Elbing, à Kœnigsberg, à Dantzick, à Stettin, etc., etc., et enfin à Charlottembourg, d'où un batelier l'aurait portée à Berlin, puisque, avant qu'il eût trompé les mesures sanitaires mises en usage pour garantir cette Capitale, aujourd'hui infectée, il n'y avait pas la moindre apparence de l'épidémie, tandis que, première victime, ce batelier l'aurait communiquée aux personnes avec lesquelles il aurait eu des relations. Cette histoire de la marche du cholera-morbus, depuis les bords du

Gange jusqu'aux rives de la Sprée, ne paraît laisser à désirer que les preuves des moyens d'importation par contact médiat ou immédiat, depuis Tiflis jusqu'à Moscou. Mais, si nous en croyons M. Moreau-de-Jonnès et le Gouvernement Russe lui-même, il se serait introduit dans l'Empire Moscovite par les caravanes, quelquefois de trois ou quatre mille chameaux, par lesquelles le commerce de ce pays a lieu, et je ne sais jusqu'à quel point on pourrait admettre les doutes du savant M. de Humboldt sur ce point, jusqu'à des preuves contraires, d'autant plus admissibles qu'elles viendraient d'un homme tel que lui. Il me semble, cependant, que les renseignemens transmis au Gouvernement par les autorités locales, ont dû être bien propres à établir sa conviction à ce sujet. Ils seraient aujourd'hui à l'abri de toute interprétation, si, comme on l'écrit, des caravanes avaient apporté cette maladie à la Mecque, où il serait mort plus de huit mille Arabes et plus de mille soldats du Pacha, avec leur commandant Abdin-Bey, pendant le mois de juin de cette année; si elle avait été importée plus tard au Caire et à Alexandrie par Suez et Kosseïr; si trois bâtimens Égyptiens, qui en étaient atteints, l'avaient communiquée à Tunis, où la santé était satisfaisante avant leur arrivée; et si, enfin, elle s'est réellement manifestée à Sunderland, en Angleterre, immédiatement après l'entrée dans ce port, de trois vaisseaux venus directement de Hambourg, où elle exerce ses ravages.

Le fait suivant, communiqué par la *Gazette de Berlin*, n.° 5, août 1831, me paraît encore propre, s'il est exact, à porter la conviction dans les esprits les plus prévenus, « Une jeune » fille, en venant visiter ses parens, a importé » de Cracovie, le cholera dans la ville de Kozié- » glow, à une lieue de la frontière de Silésie ; » toutes les personnes qui touchèrent à une pièce » d'étoffe qu'elle avait apportée, en furent at- » teintes, et plusieurs ont péri : de ce nombre, » sont huit membres de la famille. Le mal s'est » répandu en dix maisons, autour desquelles on » plaça un cordon sanitaire. » D'un autre côté, à Alep, M. de Lesseps, consul de France, se réfugie dans un jardin, à quelque distance de la ville, et fait de ce jardin un véritable Lazaret, tout-à-fait isolé. Tous les individus de cette petite colonie, au nombre de 200, sont préservés, et en dix-huit jours, 4,000 personnes périssent dans la ville. A Ispahan, la porte est refusée à une caravane suspecte: cette ville est préservée et le fléau enlève 7,000 personnes à la ville qui reçoit la caravane (*Rapport de M. Double à l'Académie royale de Médecine*). C'est de la bouche d'un brave militaire qui avait appris le français dans les rangs de nos Armées, et l'étoile de la Légion d'honneur dont il était décoré, attestait que ce n'était pas sans distinction qu'il avait servi la France, que M. Brierre de Boismont apprit que, le 10 avril, il y avait eu un engagement entre la division Rybinscki à laquelle il appartenait et la division Russe de Pahlen II; qu'il avait été fait un grand nombre de prisonniers; que la maladie s'était déclarée ce jour-là même; et que ceux qui en avaient été atteints les premiers, étaient ceux qui s'étaient emparés des effets des Russes restés sur le champ de bataille.

Il paraît donc qu'on est forcé d'admettre la propriété contagieuse du cholera-morbus, propriété qu'on lui reconnaît dans les pays d'où il tire son origine; que personne ne songe à lui nier à Berlin, d'où on écrit que toutes les expériences la confirment (1). Qui ne voit, en effet, ce mode de propagation dans la mort prompte des *deux Bonzes*, bien portans avant la cérémonie dont on parle dans la lettre du Tomg-King et qui ne prennent subitement la maladie, que lorsqu'ils sont mis en rapport avec le grand nombre de personnes qui devaient former une espèce de procession? La maladie et la mort de l'ecclésiastique Européen, survenues peu de jours après l'enterrement qu'il avait fait d'un de ses

(1) Lettre du 18 septembre 1831.

catéchistes qui avait succombé au cholera, confirment l'opinion que manifestaient déjà le Roi et les Mandarins Cochinchinois, en se séquestrant et s'isolant dans leurs palais. Le contact médiat ou immédiat, sans doute, qui accompagne les jongleries auxquelles se livrent les sorciers d'Orient, ne faisant que hâter la mort des malades; les qualifications de contagion, de maladie contagieuse que contiennent toutes les lettres venues de différens pays de l'Inde, et celle d'un *être réel* qu'on lui donne dans le royaume de Siam, me paraissent indiquer assez que l'opinion commune est, en Asie, pour la communication d'une cause matérielle d'un individu à un autre. Qu'à cela on ajoute la mort de la moitié des médecins de Tiflis, les renseignemens donnés de l'Égypte, l'importation à Kozièglow, les moyens préservatifs employés à Alep, à Ispahan, et négligés dans la première de ces villes et dans le voisinage de la seconde, la communication de la maladie par les Russes à la division Rybinscki, les circonstances particulières auxquelles des autorités irrécusables attribuent son arrivée en Europe, à Moscou. Qu'on se rende compte de l'histoire de sa marche et de ses progrès, dans l'intérieur de la Russie, en Autriche, en Hongrie, en Prusse, en Égypte, à Tunis, à Sunderland, histoire communiquée par les Journaux politiques, par des médecins même, et on sera forcé de convenir que la température, que la seule influence atmosphérique, n'ont pu répandre çà et là, pendant des saisons très-différentes, au milieu d'habitans d'un régime de vie, d'occupations, d'une idiosyncrasie, qui ne présentent que peu d'analogie, une maladie toujours semblable depuis son invasion jusqu'à sa terminaison, et dont les résultats, sous le rapport des décès et des guérisons, sont partout à peu près les mêmes (1).

L'identité dans les principaux phénomènes, est précisément ce qui caractérise les maladies dont la propriété contagieuse ne saurait être contestée. On voit toujours, dans la variole, l'éruption de pustules plus ou moins nombreuses. La couleur écarlate de la peau et le mal de gorge qui la précède, sont des signes existant toujours dans la scarlatine. Des taches rouges surmontées d'une petite saillie, plus ou moins sensible au toucher, survenant après trois ou quatre jours de fièvre, accompagnées

(1) On m'opposera, sans doute, des exemples négatifs qui, quelque nombreux qu'ils puissent être, ne peuvent rien changer aux faits, non moins concluans, sur lesquels s'étaye la doctrine de la contagion. Les seules conséquences que l'on puisse en tirer, c'est que les conditions d'intensité, de température, de disposition individuelle, n'étant pas toujours les mêmes, il a dû aussi exister des différences dans le mode de propagation.

de larmoiement et de rougeur des yeux, sont des indices certains de la rougeole. On peut en dire autant de la peste, de la gale, de la syphilis, etc., etc., qui, quoique présentant quelques variétés dans leurs symptômes apparens, n'en sont pas moins toujours caractérisées par la nature particulière de ces symptômes et par les lieux où ils se manifestent. Il en est de même du cholera-morbus épidémique : chez tous ceux qui en sont atteints, de quelque âge et de quelque tempérament qu'ils soient, à quelque partie de la société qu'ils appartiennent, quelque régime de vie qu'ils aient mené, il y a toujours des déjections alvines et des vomissemens plus ou moins abondans, des crampes aux extrémités ; et ces symptômes, ainsi que tous ceux qui les accompagnent, ne font que marquer, par le plus ou le moins d'intensité, le plus ou le moins de danger dans l'issue de la maladie. Dans les plus grandes variétés de température, à Pondichéri, à Astracan en été, comme à Moscou au fort de l'hiver, il conserve son type primitif, et s'il se complique en s'étendant, on n'y trouve pas moins le fond cholérique. Tel il se montra sous la forme épidémique, pour la première fois, dans l'Inde ; tel il est, en 1831, à Saint-Pétersbourg, à Vienne, à Berlin, etc. Comme les autres maladies contagieuses, il sévit de préférence sur les pauvres, les gens faibles, mal nourris, les débauchés, ceux exposés aux variations de température; etc., etc. On peut dire encore de lui comme des autres affections auxquelles je le compare, que si l'intensité des miasmes cholériques diminue à mesure qu'il s'étend, et qu'il y ait alors une différence sensible dans le rapport du nombre des malades à celui des habitans d'une même ville, leur malignité n'en est pas moins grande.

Mais, objectent ceux qui nient la propriété contagieuse de cette maladie: «Nous voyons annuellement en Europe, et surtout dans le midi de la France, des cholera-morbus dont les symptômes sont absolument les mêmes et d'une aussi grande intensité que ceux de la même maladie que vous voulez être contagieuse, et cependant rien n'a prouvé, jusqu'à présent, qu'elle eût ce caractère. Puisque, donc, elle n'est pas nouvelle, comme vous en convenez vous-mêmes, elle n'a pas été importée, et nous avons le droit de nier votre mode de propagation. Vous allez chercher dans des régions lointaines, ajoutent-ils, l'origine et le foyer de la maladie, et vous en avez les causes efficientes sous les yeux. Nous admettons avec vous l'existence dans l'air de miasmes délétères, produits de la décomposition des matières animales et végétales en putréfaction, et propres à produire un effet déterminé, identique chez des individus que des circonstances particulières et prédisposantes rendent plus impressionnables à cette cause spécifique. Nous croyons à ces émanations gazeuzes, capables de vicier l'air au point qu'il ne puisse pas être respiré impunément, et qui, portées à un certain degré de concentration, peuvent frapper subitement de mort, celui qui entre dans leur sphère d'activité. La violence de ces émanations s'augmente par la chaleur et l'humidité de l'atmosphère, qui les dissout et les fait adhérer plus facilement et avec plus de force aux corps qu'elles touchent ; c'est ce qui fait que vous voyez plus souvent leurs effets, pendant les fortes chaleurs de l'été, sur les côtes maritimes, sur les bords des fleuves et dans les bas-fonds, où l'air, plus dense, plus humide, s'imprègne d'une plus grande quantité de ces vapeurs méphitiques. Cette cause est incontestable et se trouve la même que celle qui donne lieu à toutes les maladies typhoïdes, parmi lesquelles nous plaçons le cholera épidémique, entre la peste et la fièvre jaune. Ainsi, ne cherchez le foyer de la maladie que vous qualifiez de contagieuse, que dans une constitution atmosphérique spéciale, dans l'air vicié, dans des cloaques, et même dans les réunions nombreuses d'hommes en santé ou en maladie, qui, entassés dans des lieux étroits, donnent lieu à des exhalaisons qui empoisonnent l'air, et sont capables de foudroyer ceux qui les respirent. Si nous sommes obligés d'expliquer comment il se fait que cette constitution atmosphérique, cet air vicié, parcourent plusieurs milliers de lieues dans des sens différens, nous avons recours à l'influence magnétique de la terre, à des phénomènes électro-magnétiques, à la combinaison du gaz délétère avec un fluide électrique, magnétique ou électro-magnétique, à des irradiations atmosphériques (1). » Ainsi, la terre possédera cette force invisible, d'où résultent des courans circulaires dirigés de l'Est à l'Ouest dans certains cas, et attirés vers le Sud sous d'autres conditions. L'électricité mise en mouvement, sera la cause de ces phénomènes magnétiques, et la vapeur méphitique combinée, on ne sait comment, avec le fluide électrique, suivra les mouvemens des courans atmosphériques : voilà pourquoi le cholera-morbus, que ce gaz infectant produit, sera tantôt à Pékin, tantôt à Moscou, tantôt à Paris, et suivra, enfin, tous les mouvemens que ces courans lui imprimeront pour parcourir le monde entier.

A ces théories ingénieuses, sans doute, je n'ai que les faits à opposer. Ainsi, dirai-je à mon tour aux anti-contagionistes, pourquoi

(1) MM. Orton, Schmerrer, Soder, Bodin.

chercher dans des hypothèses ce qu'établit l'observation la plus rigoureuse ? Je reconnais avec vous l'influence de la constitution atmosphérique, de l'air vicié, des cloaques, comme cause d'un grand nombre de maladies. J'admets l'introduction dans l'économie de substances délétères, de miasmes qui peuvent établir la première, former le second, et se dégager des troisièmes, et je distingue le mode de propagation par *infection* de celui par *contagion*. Mais, pour appliquer votre doctrine au sujet actuellement en discussion, comment parviendrez-vous à m'expliquer pourquoi à Berlin, par exemple, la maladie ne se propagea pas primitivement à plus de *mille pas* des bords de la Sprée ? Pourquoi, à Vienne, la *basse ville* aurait été d'abord seule en proie à l'épidémie, tandis que les autres quartiers de la ville, les faubourgs et les villages voisins en auraient été exempts pendant un mois, après l'invasion de cette partie de la capitale de l'Autriche (1) ? Est-ce que la constitution atmosphérique serait différente dans des lieux séparés de quelques toises ? Est-ce que l'air serait vicié en-deçà des boulevards et pur au-delà ? Prouvez-moi l'existence ici des cloaques, et là leur non existence. J'aime mieux croire à la cessation des communications du lieu infecté d'abord

(1) Correspondance transmise par les Journaux.

avec celui qui ne l'est pas encore, et cette précaution est naturelle chez des gens qui apprennent que la mort moissonne leurs voisins. Vos phénomènes électriques, et surtout la combinaison des miasmes avec le fluide électro-magnétique, ne me persuaderont pas davantage. J'aimerais autant admettre le *quid divinum* d'Hippocrate, le *quidnam reconditum et peculiare* de Sydenham, les légions de Génies malfaisans du docteur Billinger, envoyés sur la terre pour châtier notre espèce, marchant en ordre de bataille et exerçant leurs ravages d'un côté de la rue et respectant l'autre côté, si vous borniez là vos irradiations atmosphériques. Si vous les étendiez de l'Orient à l'Occident, je croirais aussi volontiers avec Sydenham, Barthez, Ramazzini, etc., à des révolutions dans les entrailles de la terre et à des exhalaisons qui naîtraient tantôt à Moscou, tantôt à Berlin, etc., etc. J'aurais au moins à citer à l'appui de cette assertion, la coïncidence de l'épidémie que Barthez observa autrefois dans le Cotentin, avec le tremblement de terre de Lisbonne, dont les secousses se firent sentir à Coutances et firent sortir l'eau d'un étang voisin; la chaleur extraordinaire que l'eau de la Baltique acquit pendant le mois de juillet 1830; l'apparition subite sur les côtes de la Sicile, d'une île, à une assez grande distance de laquelle l'eau de la mer a changé de couleur et laisse échapper une odeur bien marquée d'hydrogène sulfuré ; et le gouffre qui vient de s'ouvrir spontanément à Bregenz, aux environs de Saint-Gall. Les révolutions intérieures, cet état extra-normal de notre globe, seraient, en quelque sorte, justifiées par la remarque faite dans les étangs du Gouvernement de *Marienvelder*, en Prusse, où le cholera exerçait alors de grands ravages, que tous les poissons y mouraient et qu'on était obligé de les enterrer par quarante tonnes à la fois, pour éviter les produits de cette décomposition animale.

Vous nous dites encore que vous avez introduit dans vos veines le sang des cholériques, et que vous avez avalé impunément leurs matières fécales. Nous apprécions à sa juste valeur cette marque de courage, de dévouement et d'abnégation de vous-même; mais, que pouviez-vous espérer de ces expériences? Vous savez que le chyle seul se transforme en sang, qu'il est le produit de la digestion, et que la fonction vitale, en vertu de laquelle l'assimilation et la nutrition ont lieu, ne peut avoir rien de commun avec le produit d'un principe délétère, d'un toxique qui s'adresse directement à la vie, et que les altérations organiques ne sont que la conséquence de la lésion vitale. S'il tend à détruire, il ne peut être comparé avec l'agent de la nutrition, et celle-ci ne peut le contenir. Pour que votre expérience fût concluante, il aurait fallu que vous eussiez pu matérialiser le principe contagieux, le mettre en contact avec le tissu sain, après avoir opéré une solution de continuité, ou que vous l'eussiez mis en rapport avec une de vos membranes muqueuses, seules conditions établies par vous pour déterminer les maladies contagieuses. C'est alors seulement que vous auriez pu apprécier le trouble qui serait survenu dans les mouvemens synergiques dont le concours est nécessaire pour déterminer un état inflammatoire ou toute autre affection morbide, après avoir, toutefois, tenu compte de la diversité qui aurait pu exister dans l'affection générale ou locale, que la plus ou la moins grande quantité de ce principe délétère aurait pu occasioner, et de la disposition des forces de tout le système ou de l'organe avec lequel vous l'auriez mis en contact. L'action des virus rabique, syphilitique, variolique, etc., etc., aurait pu vous conduire à établir l'analogie que vous recherchiez, et, pour que cette analogie existât, il fallait que vous trouvassiez celle que nous mettrions entre ces agens contagieux et celui que nous croyons produire le cholera-morbus. Mais, le sang a été examiné dans diverses maladies où l'on croyait qu'il présenterait des différences propres à conduire à la connaissance de la nature de ces maladies, et on l'a toujours reconnu composé des mêmes principes, qui n'y ont été trouvés que dans des proportions différentes. Ainsi, c'est à tort que l'on a cru, pendant long-temps, que le sang des diabétiques renfermait une certaine quantité de sucre, que celui des ictériques contenait de la bile, et c'est en vain que l'on rechercherait dans celui des cholériques, le principe contagieux auquel on attribue la nature essentielle du cholera. On ne peut pas tirer d'autres conséquences de l'ingestion des matières fécales ou vomies: comme le sang, elles sont le résultat d'une opération vitale, qui a pour but, d'un côté, la nutrition, et de l'autre, de chasser les produits inutiles de la décomposition alimentaire. L'état général des forces peut, sans doute, contribuer à une répartition plus ou moins grande de celles des organes digestifs. La modification du système entier causée par les miasmes contagieux, doit naturellement imprimer des modifications organiques telles, que chaque système d'organes remplisse ses fonctions d'une manière plus ou moins régulière: de là doit résulter l'élaboration plus ou moins complète des sucs nourriciers et des matières excrémentitielles, mais non la présence ou l'absence de la cause première de ces modifications générales ou locales.

J'ai rappelé ce que l'histoire de la maladie,

dont nous redoutons les effets, nous apprend sur la manière dont elle se communique et tend à arriver jusqu'en France; j'ai signalé les faits sur lesquels j'ai déjà établi mon opinion, et les théories d'après lesquelles quelques-uns des médecins envoyés en Russie et en Pologne, ont avancé qu'elle n'est point contagieuse et qu'elle ne se propage que par la constitution atmosphérique. J'ai examiné, surtout, celles d'après lesquelles M. Zoubkoff, médecin de l'un des hôpitaux temporaires établis à Moscou, pense que « elle n'est contagieuse d'aucune manière, » mais qu'elle se propage à la manière des épi- » démies qui dépendent d'un état particulier de » l'atmosphère; que les quarantaines, les cor- » dons sanitaires, et la purification des marchan- » dises sont tout-à-fait inutiles, et que les fumi- » gations de chlore ne sont d'aucune efficacité; » que, dans tous les lieux qui en sont attaqués, » chacun peut éviter ses atteintes, en suivant » un régime sain, et en se gardant de toute » espèce d'excès. »

J'ai apprécié les expériences par lesquelles on aurait tenté de s'inoculer la maladie ou de la contracter, par des moyens que j'ai jugés peu propres à décider la question importante qui divise aujourd'hui les médecins; et j'avoue que, m'arrêtant toujours aux faits et éloignant toutes les théories produites, le plus souvent, par l'esprit de système que l'on a apporté dans les observations recueillies sur les lieux, je suis encore forcé de reconnaître dans le cholera-morbus venu de l'Inde, le caractère contagieux, au moins, d'une manière médiate, sans pour cela qu'il doive le conserver toujours et dans toutes les circonstances, mais accidentellement, suivant que les localités, la gravité de la maladie, ou d'autres causes imprévues peuvent en arrêter, en modérer ou en faciliter le développement.

Mon opinion, à ce sujet, se trouve confirmée par ce qu'on mande d'Égypte, d'où on écrit (1): « Tout le monde croit ici que la maladie n'est » pas épidémique, mais contagieuse. On peut en » suivre la marche de la Mecque à Suez, au » Caire, à Alexandrie, où elle a été portée par » des Pélerins, tandis que les villages qui n'ont » pas été visités par eux, en ont été exempts » pendant long-temps. Les individus qui sont » restés en quarantaine dans leurs maisons, » sans contact avec l'extérieur, sont encore » épargnés; tandis que d'autres, qui n'ont pas » pris cette précaution, en sont devenus vic- » times. » Elle est aussi justifiée par ce qu'on croit en Angleterre, où on attribue l'*événement fâcheux de l'apparition du cholera à Sunderland, à la confiance trop illimitée*

(1) Lettre d'Alexandrie, du 6 octobre 1831.

qu'avait inspirée l'idée qu'il ne se propageait point par contagion, tandis que l'expérience a prouvé le contraire (1), et qu'on y prend toutes les mesures propres à diminuer le danger (2), qui, borné par elles à la ville dans laquelle il a été importé, donnerait une nouvelle preuve de sa propriété contagieuse.

(1) Cette confiance paraît s'être maintenue pendant quinze jours après l'apparition des premiers symptômes de la maladie, et durant lesquels on la divisait en *diarrhée*, en *cholera sporadique* et en *cholera pernicieux*. Mais, le 19 novembre, « les Médecins n'en»voyèrent point leur rapport journalier au docteur »Daun, qui apprit qu'un cas porté, la veille, comme »diarrhée, avait été mortel, et que la moitié des cas »de cholera lui avaient été dissimulés. » Cet aveu fut provoqué par M. Daun, qui exposa au Bureau de santé que, « si les hommes de l'art voulaient avouer fran»chement qu'ils avaient eu lieu de changer d'opinion, »et ne plus mentionner, ainsi qu'ils l'avaient fait, »comme des cas de diarrhée et de cholera sporadique, »des cas qui appartenaient strictement au cholera épi»démique, il supprimerait les deux premières divisions »dans ses rapports ultérieurs ; tandis qu'il continuerait »de présenter ces rapports sous leur forme primitive, »si l'on persistait ainsi à cacher la véritable nature des »maladies. » (*Lettre du docteur Daun à sir William Pym, du* 19 *novemb.* 1831.) Les prochains bulletins nous apprendront jusqu'à quel point la confiance des Médecins était fondée, et ce qu'on doit penser des diarrhées et des cholera sporadiques jusqu'alors mentionnés.

(2) Lettre de Londres, du 4 novembre 1831.

Je rechercherai maintenant, s'il ne serait pas vrai, comme quelques-uns le croient, que la discussion médicale ne se fût engagée que sur une acception différente de mots, et s'il est fort important qu'il soit bien constaté que la maladie est simplement contagieuse ou seulement épidémique, ou que, née sous l'une ou l'autre forme, elle puisse acquérir celui de ces caractères qu'elle n'avait pas dans son origine. Pour cela, examinons ce que l'on doit entendre par épidémie, infection et contagion, expressions médicales par lesquelles on caractérise le cholera-morbus, suivant le sens qu'on leur donne.

On est convenu d'appeler épidémique toute maladie qui attaque, en même temps et dans un même pays, un grand nombre de personnes, qui devient plus fréquente qu'elle ne l'est communément, qui affecte la plupart des malades, soit que chez eux on remarque tous les phénomènes bien dessinés de la maladie régnante, soit que ceux-ci ne soient que combinés avec une autre maladie qui aurait acquis bientôt le caractère de l'épidémie. Le plus ou le moins d'exactitude de cette définition suffit pour donner l'idée généralement admise par les médecins, de ce qu'on entend par maladie épidémique, et on ne peut refuser cette qualification au cholera Asiatique dont nous sommes menacés. L'infection a lieu par l'introduction dans l'économie, des émanations, des miasmes que l'air contient, soit qu'ils proviennent de la décomposition de matières animales ou végétales, soit qu'ils résultent des exhalaisons produites par le corps de l'homme malade. On voit que j'excepte les virus comme cause d'infection, moins pour me conformer au sens grammatical de ce mot, que pour admettre la distinction que l'on fait aujourd'hui, en médecine, des maladies transmises d'une manière immédiate aux personnes qui approchent celles qui sont malades. Je réduis les maladies contagieuses à celles qui se communiquent d'un individu malade à un autre en santé, par le contact immédiat, ou au moyen des objets qui auront servi au premier et qui passeront à l'usage du second: ainsi donc il existe une différence notable entre l'infection et la contagion. Mais, puisqu'on admet généralement le mode de contagion d'une manière médiate, à l'aide des meubles, des habillemens, des étoffes, des marchandises, etc., dont l'individu atteint d'une maladie se sera servi ou qu'il aura seulement touchés, ne peut-on croire, à plus forte raison, que les exhalaisons auxquelles un grand nombre de personnes malades donneront lieu, que l'acte de la respiration de ces personnes dans un lieu non infecté, ne puissent vicier d'abord l'air que devront respirer les personnes saines qui les entourent? L'homme porteur d'une maladie quelconque, qui peut la laisser échapper par des myriades de pores que l'énergie vitale rend plus actifs et par lesquels la force médicatrice tend à le débarrasser de l'affection qui l'accable, ne deviendra-t-il pas un instrument de communication, en infectant l'air que les personnes non atteintes doivent respirer? N'y aura-t-il pas alors propagation par contagion médiate et par infection? Le pouvoir que l'on accorde à un ballot de laine, à une lettre, etc., etc., pour transmettre une maladie qui aura régné à l'étranger, le refusera-t-on à un homme qui est lui-même porteur de cette maladie ou de ce germe, et l'air qu'il aura expiré et que vous aspirerez bientôt, ne sera-t-il pas un moyen plus sûr pour communiquer la maladie, que ce ballot de laine ou cette lettre que j'ai pris pour exemple? L'infection elle-même, par des causes étrangères à l'homme, produisant chez celui-ci des émanations morbides, ne pourra-t-elle pas reproduire dans le corps de l'homme bien portant qui les recevra, une maladie absolument semblable à celle de la personne qui les exhale, parce qu'elle aura la même cause première? Voilà, ce me semble, les rapports qui existent entre ce mode de propagation des maladies par contagion médiate et celui par infection, et qui exigent les mêmes moyens préservatifs, puisque c'est par le même agent intermédiaire qu'elles se communiquent. Que l'on réfléchisse, si, d'après l'histoire de la marche et des progrès du cholera-morbus, il n'appartient point à l'un ou à l'autre de ces deux genres de maladie, ou plutôt à tous les deux ; c'est ce que me paraissent croire MM. Russel et Barry, médecins Anglais, envoyés à Saint-Pétersbourg pour étudier le cholera, et qui ont terminé le rapport qu'ils ont fait à leur Gouvernement, par les conclusions suivantes :

« Après avoir médité sur les faits et documens ci-dessus, depuis le moment où nous en avons eu connaissance jusqu'à ce jour ; après les avoir pesés avec toute l'attention dont nos esprits ont été capables; et après avoir comparé les opinions que chacun de nous avait fondées séparément et sans discussion ; nous avons trouvé que nos idées sur l'origine et l'extension de la dernière épidémie de Saint-Pétersbourg et de son voisinage étaient parfaitement identiques sur tous les points importans, de sorte que nous sommes convenus et convaincus des propositions suivantes, lesquelles renferment les chefs de notre opinion sur cette partie de notre mission.

» 1.° Que les germes de la maladie ont été apportés à Saint-Pétersbourg par des chaloupes et des barques arrivées de l'intérieur, la présente année, avant le 14 (26) juin.

» 2.° Que ces germes se sont répandus et que

la maladie s'est propagée de deux manières, dont l'une peut être appelée personnelle, par la dispersion dans toute la ville, immédiatement après leur arrivée, de plusieurs milliers de passagers et de bateliers venus de lieux infectés ou qui avaient été exposés à l'infection, pendant leur voyage, à bord de ces vaisseaux; et la seconde, qu'on peut dire atmosphérique, par les émanations des barques et de leur contenu, suspendues et portées par des courans d'air près des personnes susceptibles, indépendamment de toute communication directe.

» 3.° Que les germes de la même maladie ont été portés à Cronstadt et propagés par des barques, et des allèges qui avaient été chargées directement des barques susdites, ainsi que par des personnes qui avaient eu des communications récentes avec ces barques, ou s'étaient trouvées dans leur voisinage immédiat.

» 4.° Que la maladie a été introduite dans trois villages des environs de Saint-Pétersbourg, dans lesquels nous avons pu nous procurer des relations authentiques, par des personnes venues directement de la ville ou d'autres lieux infectés,

» 5.° Que ni l'approche, ni le contact immédiat d'un individu infecté n'étaient indispensables pour infecter un individu sain, susceptible, dans le moment, de gagner la maladie.

» 6.° Que l'épidémie de Saint-Pétersbourg ne possédait pas ces qualités communicables, absolues et impossibles à méconnaître, que l'on trouve dans la peste et dans la petite-vérole ; et que le risque d'infection couru par un individu sain qui approchait d'un malade, était en proportion directe du défaut de ventilation, de propreté et d'espace autour du malade.

» 7.° Que, dans une atmosphère généralement infectée, le danger additionnel d'infection que l'on court, en approchant d'un ou de plusieurs individus souffrans de cette maladie, n'était pas plus grand que dans les cas ordinaires de typhus.

» 8.° Que, dans des circonstances favorables de corps et d'esprit, une séparation personnelle a protégé contre la maladie, surtout quand cette séparation a été accompagnée d'abritement contre les courans d'air venant des lieux infectés.

» 9.° Que les personnes qui sont demeurées exemptes de la maladie, sont celles qui se sont éloignées des lieux infectés et les ont évités, celles qui ont résidé au vent de ces lieux, et qui ont été protégées contre les courans d'air passant par lesdits lieux ; qu'après celles-là, les personnes le plus favorablement placées, ont été celles qui, bien que vivant au milieu de l'infection générale, ont évité les grandes accumulations de malades dans une atmosphère resserrée : les personnes jeunes, vigoureuses, et celles qui avaient le moyen de vivre bien, quoique avec tempérance. En un mot, celles qui se sont trouvées placées dans les circonstances les plus favorables à la santé : la force, la gaîté et les commodités de toute espèce. »

D'après le résumé que l'on a déjà pu faire de mes idées sur la nature du cholera et sur son diagnostic, on doit juger de mon embarras pour donner une opinion fondée, sur le traitement rationnel qui doit le mieux convenir, et cet embarras est d'autant plus grand, que je ne crois pas qu'il soit possible d'établir la thérapeutique des maladies sur des théories plus ou moins exactes. Il n'y a que l'expérience clinique qui puisse éclairer le médecin sur les moyens les plus propres à lui faire atteindre le principal but qu'il doit avoir en vue, la guérison ; ce ne sera aussi que d'après l'appréciation des principes qui ont présidé au choix des agens médicateurs mis en usage, et des effets obtenus, que je pourrai hasarder d'aborder ce point de la question médicale la plus importante qui se soit présentée depuis long-temps.

On a cru trouver dans les lésions cadavériques des indices de la nature essentielle de la maladie et la source des indications à remplir. Toutes les ressources que l'anatomie pathologique peut présenter, ont été mises à contribution dans cette circonstance, et voici quels ont été les résultats des investigations auxquelles on s'est livré. Les uns ont observé des ramollissemens de la moelle-épinière, l'intérieur du crâne ainsi que la surface du cerveau injectés, des épanchemens de sang à demi-coagulé dans les ventricules, l'irritation du grand sympathique. D'autres ont remarqué des points de la muqueuse intestinale phlogosés, les vaisseaux de l'estomac engorgés, la membrane des gros intestins épaissie, tandis que quelques autres n'ont trouvé aucune de ces lésions organiques. Ceux-ci ont vu les membranes séreuses tachées d'une couleur un peu rougeâtre et quelquefois tirant sur le violet; le péritoine, l'extrémité pylorique de l'estomac et les intestins grêles parfois phlogosés; la membrane muqueuse abdominale n'offrant que rarement des taches d'inflammation, mais étant le plus souvent d'une blancheur extraordinaire, flasque, ramollie, et se détachant en une pulpe épaisse et visqueuse : cette désorganisation occupant, dans un grand nombre de cas, tout le tube digestif, et s'étendant même à la vessie et aux uretères. Ceux-là ont trouvé le canal intestinal rétréci dans son diamètre, la vésicule du fiel et le canal cholédoque distendus, les conduits excréteurs tantôt dilatés, tantôt dans un état de constriction, la vessie présentant un très-petit volume. Les poumons et les gros vaisseaux qui avoisinent le cœur, ont été trouvés tantôt dans un état naturel, et tantôt gorgés d'un sang noir. On a assez généralement remarqué que les muscles étaient flasques, ramollis, blafards, comme chez les individus frappés de l'électricité; que le sang artériel et le sang veineux étaient de la même couleur, mais qu'il était plus séreux et privé de son principe colorant, etc., etc.

Je le demande, quelles conséquences peut-on tirer de cette variété, ou plutôt de cette opposition dans les signes nécroscopiques que je viens d'énumérer, pour conduire à la nature et au traitement de la maladie? Les lésions organiques remarquées, et dont je ne conteste nullement l'authenticité, peuvent-elles nous indiquer leur cause, ou plutôt doivent-elles être considérées comme l'effet de l'influence d'un agent modificateur du système général des forces, qui aurait ensuite réagi sur celles qui président aux fonctions de chacun des organes qui ont manifesté ces lésions? L'action pernicieuse exercée sur la constitution chimique du corps, n'a-t-elle pas pu être l'effet d'une semblable action exercée sur la force régulatrice de cette constitution moléculaire? Je serais assez disposé à adopter cette opinion, fondée sur un grand nombre de faits. Cette viciation de la force régulatrice existe dans beaucoup d'affections différentes, qui toutes se rapportent à des évacuations colliquatives auxquelles elles donnent lieu. De ce nombre sont les évacuations abondantes qui se font par toutes les voies dans la dernière période des fièvres putrides, celles que Berthe observa dans la maladie de l'Andalousie, les vomissemens et les déjections alvines produites par l'ingestion de certaines substances vénéneuses, etc., etc. Les efforts simultanés ou successifs que font les organes pour résister à l'affection des forces générales, peuvent aussi être la cause de ces légères phlogoses, de ces constrictions, de ces dilatations, de ces infiltrations, de ces engorgemens observés dans certains organes. Ces altérations locales peuvent encore être l'effet des remèdes stimulans employés pour exciter les forces vitales affaiblies, ou des moyens affaiblissans mis en usage pour diminuer l'excitation que l'on aurait remarquée. Enfin, il est possible que les degrés d'altération trouvée dans quelques organes, soient le résultat ou des efforts de la force médicatrice pour la conservation de l'individu, lorsque la mort survient dans peu de temps, ou des successions graduées de l'altération de ces forces, lorsque la résistance vitale fait durer plus long-temps la maladie. Je trouverais, s'il le fallait, dans quelques-uns des phénomènes organiques observés, de bonnes raisons à donner pour justifier mes assertions. Ainsi, la couleur du sang retiré pendant la vie (espèce de vivisection), et sa non coagulation, annoncent la privation de son principe vivifiant; tous les muscles ramollis, flasques, comme s'ils avaient été frappés de la foudre, l'anéantissement subit des forces, la syncope, indiquent assez la lésion profonde que toute l'énergie vitale a éprouvée, et dont les lésions organiques ne sont que la conséquence.

C'est cependant, d'après ces résultats d'investigations d'anatomie pathologique, que l'on propose des moyens thérapeutiques qui n'ont besoin que de la sanction de l'expérience. De ce nombre sont : le gaz oxigène que l'on ferait inspirer au malade, d'heure en heure, à l'aide d'un gazomètre ou d'une vessie montée avec un tube pneumatique, pour rendre au sang le principe vivifiant qu'il aurait perdu; le fluide galvanique, qui, produisant lui-même les phénomènes du cholera, pourrait, à son tour, devenir un puissant agent sur les systêmes nerveux et musculaire ; la saignée, pour détruire la congestion cérébrale et rétablir l'équilibre de la circulation. A la suite de ces médications ou les accompagnant, viennent les remèdes que préconisent l'empirisme ou des observations propres à ceux qui les recommandent : la brûlure du talon que les Indiens cautérisent avec un fer rouge, jusqu'à ce que le malade éprouve une assez forte douleur et sur lequel ils frappent doucement pour empêcher le développement des phlyctènes ; l'infusion de poivre noir, la teinture de cardamome, l'ammoniaque, les antimoniaux, etc., etc. ; le camphre que le docteur Hahnemann regarde comme un spécifique ; le quinquina ou le sulfate de quinine, proposé par les docteurs Curtis et Coster, qui comparent le cholera à un accès de fièvre pernicieuse, quoique le peu d'heures que dure malheureusement la maladie, ne leur permette point d'observer les momens d'intermission ou de rémission qui caractérisent cette fièvre, et pendant lesquels, seulement, ils pourraient placer l'anti-périodique ; le calomélas seul ou associé à l'opium, que les médecins Anglais regardent comme souverain, par son action sur le foie et le système hépatique dont il faciliterait la sécrétion ; l'huile de Cajeput dont les médecins du Bengale vantent tellement les effets, qu'ils annoncent ne pas perdre un malade sur cent, en l'administrant à la dose, depuis vingt-cinq jusqu'à cinquante gouttes dans un verre d'eau chaude, et la répétant de demi-heure en demi-heure, jusqu'à ce que les accidens aient cessé ; enfin, le traitement frigorifique, consistant dans l'eau de puits pour boisson, les lotions avec de l'eau fraîche et des applications de glace ; ou les bains chauds, le traitement à la vapeur, du docteur Uccelli ; les frictions sèches et aromatiques, le massage, comme moyens propres à déterminer la transpiration que l'on dit être la terminaison la plus heureuse de la maladie.

Il m'est impossible d'apprécier ces divers modes de traitement du cholera, surtout lorsque certains des moyens employés et les plus accrédités, tels que le calomélas et l'huile de Cajeput, font partie, le premier, de presque toutes les formules des médecins Anglais, et le second, de celles d'un très-grand nombre de médecins Allemands, dans des maladies tout-à-fait différentes. Je ne sais que penser du gaz oxigène et de l'électricité qu'on voudrait considérer comme propres, l'un, à rendre au sang et l'autre aux systèmes nerveux et musculaire, la vitalité qu'ils auraient perdue. Je n'ose prononcer sur la saignée que l'on trouverait indiquée pour remédier à une congestion cérébrale, lorsque l'on convient que la syncope a été le premier symptôme de l'invasion de la maladie, et que les forces générales sont tellement abattues, que toutes les fonctions organiques sont presque nulles, et que la mort survient peu d'heures après. J'aimerais mieux, en pareil cas, m'en rapporter aux doctrines de notre École, et, tout en tenant compte de la cause épidémique, du plus de gravité des symptômes qui annoncent celle de l'affection générale, appliquer au traitement du cholera-morbus la méthode analytique employée avec succès contre cette maladie sporadique. Le nombre et l'espèce d'élémens qui la constituent étant connus, je rechercherais quel est celui qui prédomine, sans négliger l'influence réciproque qu'ils peuvent exercer les uns sur les autres, pour les combattre simultanément ou successivement. La parfaite analogie que l'on reconnaît exister entre le cholera Asiatique et épidémique, et celui qui paraît sporadiquement dans nos contrées méridionales, me conduirait naturellement à admettre ceux des moyens que l'expérience a prouvé être les plus efficaces pour remplir les différentes indications thérapeutiques. L'état général des forces fixerait d'abord mon attention ; et, si des congestions vers la tête s'annonçaient, j'aurais recours aux sinapismes, aux vésicaus placés aux extrémités inférieures : je pourrais les accompagner de cataplasmes émolliens, dont je maintiendrais la chaleur avec soin sur les parties que les vésicatoires ou les sinapismes ne couvriraient point, dans le double but de révulser et de provoquer vers la périphérie des mouvemens que l'on sait juger la maladie. Les déjections alvines et les vomissemens seraient respectés, facilités même par de légers délayans, ou modérés et tempérés seulement, tant qu'ils ne prendraient pas un caractère trop alarmant. Alors, ou plus tôt, si l'état nerveux prédominait, serait mis en usage l'opium à l'état solide ou liquide, et à des doses appropriées à la gravité de la manifestation de l'état spasmodique. La soif ardente qui accompagne ordinairement cet état, serait satisfaite par de très-petites quantités de boisson, dont les propriétés seraient différentes suivant les périodes de la maladie, ou même par de petits glaçons maintenus dans la bouche et que l'expérience a prouvé produire le triple effet de remédier à la sécheresse de la bouche, d'humecter l'estomac et de modérer par leur fraîcheur les spasmes du canal digestif. Ce traitement, dont je ne fais qu'indiquer les bases, serait modifié, d'après les circonstances qui auraient précédé et la disposition individuelle au moment où on aurait ressenti l'impression de l'agent cholérique, et selon l'âge, le tempérament, le sexe, la profession, etc. Les faits qui se succéderaient, me prouveraient le degré de confiance que je pourrais continuer d'accorder ou que je devrais refuser à la méthode mixte que j'aurais adoptée, et ce serait d'après les résultats obtenus, que j'essaierais ou que je rejetterais le *calomélas*, dont je ne conteste point les avantages chez les sujets Anglais habitant l'Inde, dont le régime de vie et le tempérament sont si différens des nôtres ; l'*huile de Cajeput*, que les Allemands et les habitans du Bengale annoncent comme un spécifique dans leurs climats et qui pourraient cesser de l'être dans le nôtre ; *l'oxide de bismuth*, dont l'emploi thérapeutique est assez rare en France, lorsqu'il paraît être l'un des moyens énergiques dont on se sert dans des régions plus septentrionales, comme modificateur du système nerveux, etc., etc. Je me souviendrais, à cette occasion, du parti que prirent volontiers les médecins Français attachés à l'armée de Naples, que des maladies typhoïdes décimaient, pendant les premières années de notre occupation militaire de ce royaume. Ils partageaient le service des hôpitaux avec des médecins indigènes, mis en réquisition pour les besoins de l'armée. Les uns et les autres rivalisaient d'un zèle qu'une noble émulation excitait encore davantage : les tisanes chaudes et abondantes, une diète sévère et prolongée, les bouillons gras, formaient la diététique que nos médecins avaient apportée de France ; tandis que les régnicoles la composaient de quelques boissons vineuses et à la glace, de petites quantités de pâtes cuites à l'eau, de sorbets, de glaces, des sucs des fruits du pays ; et, sur un nombre égal de malades traités dans le même hôpital, séparés entre eux par une simple cloison, les médecins Français en perdaient plus du double que les Napolitains. Persuadés que le climat devait apporter des modifications à leur mode de traitement, ils adoptèrent celui de leurs confrères du pays, et ils ne furent pas plus malheureux qu'eux dans leur nouvelle pratique. D'après cet exemple de l'influence du climat sur la nature des maladies et sur la thérapeutique la plus convenable, il serait possible que les médicamens cités comme jouissant de plus ou moins d'efficacité en Asie, en Russie, en Allemagne, ne justifiassent point en France le degré de confiance qu'on leur accorde dans ces pays, bien différens du nôtre, tant relativement au genre de vie, au tempérament, aux habitudes de leurs habitans, qu'au climat sous lequel ils sont nés, à la température atmosphérique sous laquelle ils ont vécu, et aux modifications vitales et organiques que l'un et l'autre ont pu introduire dans l'économie.

Je ne m'occuperai point actuellement des moyens de combattre les agens provocateurs de la maladie qui régnerait épidémiquement, et de ceux propres à arrêter ou à diminuer son mode de propagation : ces considérations, non moins essentielles et comme auxiliaires du traitement, et comme instrumens d'hygiène publique et privée, vont faire le sujet de la seconde partie de cet opuscule.

MOYENS PRÉSERVATIFS

DU

CHOLERA-MORBUS

ASIATIQUE.

En considérant les progrès que la maladie a faits cette année, vers la partie Occidentale de l'Europe, nous devons craindre qu'après avoir envahi le reste de l'Allemagne, elle n'approche de nos frontières, et qu'elle ne finisse par pénétrer en France. S'il y a lieu d'espérer que le froid de l'hiver arrêtera momentanément ses effets et sa marche, nous avons aussi la preuve que l'abaissement de température ne détruit point ni toute son activité, ni toute sa violence. Moscou nous est un exemple que toujours l'intensité du mal ne diminue pas dans des pays situés sous des latitudes très-différentes de celles des lieux où il a pris naissance ; et, si malheureusement, nos prévisions n'étaient que trop fondées, nous avons à redouter une plus grande facilité de propagation, dans des contrées où la population est plus condensée et les communications plus promptes et plus fréquentes. Il ne faut pas non plus se dissimuler celles que peuvent lui offrir, dans un pays entouré de côtes, nos relations commerciales avec les autres Nations, ni le danger bien plus grand encore, dans la menace qu'on nous fait journellement de la rupture des relations amicales entre elles et la France : rupture que quelques hommes osent provoquer, sans tenir aucun compte du fléau qui accompagnerait les troupes étrangères, avec lesquelles aucune considération humaine n'empêcherait les soldats Français de se mesurer. Mais, en attendant que la diplomatie mette un terme aux incertitudes politiques que le cholera seul devrait faire cesser, je vais rechercher quels sont les moyens de nous en préserver, et lorsque j'aurai apprécié ceux que le Gouvernement met en usage pour l'empêcher d'arriver jusqu'à nous, je m'occuperai de ceux qui me paraissent le plus propres à neutraliser, ou du moins à diminuer les causes de sa propagation dans les localités, et même aux individus qui se trouveraient sur les lieux où il se serait déjà montré.

On n'attend pas de moi que je blâme les mesures sanitaires propres à opposer à la maladie une barrière suffisante. Nous sommes tous intéressés à leur exécution, et les médecins connaissant toute l'étendue et la réalité des dangers, ne seraient pas excusables, s'ils ne les signalaient aux Gouvernemens avec toute l'énergie dont ils sont capables. Ainsi, que des cordons de troupes continuent à garantir nos départemens du nord, de l'entrée en France de tout individu et de toute marchandise provenant des lieux infectés ; que des Lazarets bien administrés et présentant toutes les commodités possibles, y soient établis pour s'assurer de la santé des hommes, et pour la désinfection des objets qui pourraient devenir un moyen de propagation ; que toutes nos côtes, nos ports de mer, soient exactement surveillés, et qu'on ajoute seulement, pour la conservation de la santé publique, quelques forces au personnel du service actif de la Douane, chargé d'empêcher la contrebande. Ces précautions pourraient suffire pour que la maladie ne nous fût pas transmise par contagion, sans que la suppression momentanée de nos relations avec les pays chez lesquels elle exerce ses ravages, fût aussi funeste à notre commerce, que le serait son apparition en France, si elles étaient négligées.

Je ne considère, cependant, les cordons sanitaires et les Lazarets, que comme des moyens de précaution propres à s'assurer si les personnes ou les choses ne portent point avec elles les germes du cholera ; car, dès qu'on reconnaîtrait les symptômes de la maladie chez ceux qui seraient reçus dans ces établissemens, il faudrait s'empresser de les isoler dans autant de baraques ou de tentes placées en plein air, et formant un camp dans la partie la plus élevée du voisinage. Cette mesure mettrait obstacle à la communication de la maladie par infection de l'air, et empêcherait qu'elle ne devînt contagieuse, lorsqu'elle serait purement infectieuse. La division établie jusqu'à présent, dans les Lazarets, entre les hommes affectés des maladies ordinaires, ceux porteurs des maladies transmissibles, et les personnes saines, ne me paraît point suffire pour atteindre le but qu'on se propose. Tous les médecins savent que les maladies, en général, s'aggravent quand les malades sont rapprochés les uns des autres; et, s'il n'est pas toujours possible, ou même, s'il n'est pas strictement nécessaire de les isoler dans les cas ordinaires, cela est indispensable dans les épidémies, et lorsqu'il est reconnu que la transmission a lieu par contagion. On n'opposera pas à ces précautions, pour garantir tout un Royaume de la mort presque inévitable d'une grande partie de sa population, l'impossibilité de former des camps pour y recevoir ceux seulement soupçonnés d'apporter le fléau, lorsqu'on ne trouve aucune difficulté à loger dans des camps absolument semblables plusieurs milliers d'hommes bien portans, qui n'attendent que le moment de tomber sur l'ennemi de la Patrie. Quant aux marchandises, aux vêtemens, au linge et autres effets arrivés des pays infectés ou ayant servi à l'usage des personnes reconnues atteintes de la maladie, ils doivent être soumis, pendant un temps plus ou moins long et à plusieurs reprises, à l'action des désinfectans, avant d'être mis de nouveau en circulation, ou d'être rendus à leurs propriétaires. Après ces précautions, les effets désinfectés devront être placés, pendant un temps déterminé, en plein air, où ils seront gardés dans l'intérêt de ceux auxquels ils appartiennent, et sur la moindre crainte qu'ils puissent conserver quelque germe contagieux, il ne faut pas hésiter à les détruire, à les brûler. L'État, en faveur duquel serait fait le sacrifice de ces propriétés, indemniserait les ayans-droit de la perte qu'ils auraient éprouvée.

Mais, à quoi serviraient toutes les précautions sanitaires prises par les Gouvernemens pour se garantir d'une maladie contagieuse, si, pour des motifs futiles, pour des formes d'administration, ou même, pour soutenir des droits imprescriptibles, la guerre devenait imminente entre un pays que la maladie ravagerait, et un autre qui, jusque-là, aurait su s'en garantir? Faudrait-il que la menace de l'importation d'un fléau, beaucoup plus redoutable pour un peuple brave et courageux, que les armées de l'agresseur le plus puissant ayant un tel auxiliaire, fissent renoncer à soutenir une cause que l'on croirait juste? Ne conviendrait-il pas mieux, au contraire, que ceux qui éleveraient les premières prétentions, et qui connaîtraient les avantages accidentels que leur donnerait l'état sanitaire de leurs troupes, renvoyassent à d'autres temps l'exécution des projets qu'ils auraient formés contre ceux dont ils croiraient avoir à se plaindre? La difficulté me paraît facile à résoudre, et je ne crois pas qu'il puisse exister de Gouvernement qui ne la juge dans l'intérêt de l'humanité. Les guerres sont déjà un assez grand malheur pour les nations; les maladies que les masses d'hommes réunis traînent ordinairement avec elles, sont déjà assez nombreuses et assez graves, sans qu'on y ajoute un fléau de plus, qui sévirait sur la partie inoffensive, comme sur les citoyens chargés de la défense des droits nationaux. Il est, sans doute, permis de se servir de stratagêmes, de ruses de guerre, en présence de l'ennemi; mais, il y aurait lâcheté nationale chez le Peuple qui compterait sur la funeste extension que le choléra a déjà prise et qu'il prendrait encore, pour imposer des lois à un autre peuple qui chercherait à s'en préserver, par tous les moyens d'administration intérieure que lui dicterait l'imminence de la contagion. Aussi, je compte trop sur la loyauté des Gouvernemens et de leurs Chefs, pour ne pas être assuré que, tant qu'ils seront assez malheureux pour voir leurs populations en proie à une pareille calamité, la paix de l'Europe ne sera pas troublée, et si nous en jugeons par des exemples récens, ce moyen préservatif est celui qui doit le plus fixer l'attention du Gouvernement Français.

L'établissement des Commissions sanitaires dont on s'occupe, me paraît présenter aussi des avantages au moment du danger; mais, il ne faudrait pas en borner l'existence aux villes frontières et aux ports de mer. Toutes les villes de France, les villages eux-mêmes, ont besoin que ceux qui, par leur profession ou leur emploi, sont chargés de maintenir la salubrité publique dans les temps ordinaires, redoublent de zèle, lorsqu'on est menacé d'une maladie justement redoutée. Ainsi, indépendamment des mesures générales déjà annoncées pour empêcher l'introduction du cholera, il faudrait établir dans chaque commune de France, un Conseil de santé composé d'un certain nombre de médecins, chirurgiens et pharmaciens, pour les villes; du médecin, de l'officier de santé et du pharmacien, lorsqu'il y en aurait, pour les villages. Ces Conseils s'assembleraient sous la présidence du Maire, et pourraient appeler auprès d'eux, les personnes qu'ils sauraient pouvoir leur donner des renseignemens utiles : tels que les médecins, les ecclésiastiques, les notaires, les garde-malades, qui seraient invités à communiquer tout ce qui aurait pu fixer leur attention dans leurs relations avec les personnes qui auraient réclamé leur ministère ou leurs soins. Les renseignemens communiqués deviendraient pour ces Conseils la base des mesures qu'ils croiraient nécessaire de proposer à l'Autorité, pour empêcher la propagation de la maladie, ou pour faire cesser de fausses alarmes. La confiance que chacun des membres aurait acquise dans l'exercice de sa profession, serait une garantie des lumières et des soins qu'ils apporteraient tous dans l'accomplissement d'un devoir d'où dépendraient leur propre sûreté et celle de leurs familles. Cela indique assez combien il est inutile de faire entrer dans ces Comités, des personnes étrangères à l'art de guérir, qui, loin d'apporter dans les délibérations ces traits de lumière que la Science médicale peut seule faire jaillir, ne font, ordinairement, que mettre des entraves à des mesures dont le bon résultat dépend de la promptitude mise dans leur exécution. Les Notables, et tous ceux qui peuvent exercer quelque influence sur l'esprit de leurs concitoyens, pourraient seulement seconder l'Autorité dans les moyens de conviction dont elle devrait faire usage pour faire adopter les décisions des Conseils de salubrité, et celui de ces moyens qui réussirait le mieux, serait l'exemple qu'ils donneraient de leur confiance en ceux de qui elles émaneraient.

Lorsque les précautions générales auraient été infructueuses, et si le cholera s'introduisait dans une ville, dans un lieu quelconque, il faudrait promptement chercher à en borner l'extension par tous les moyens propres à faire éviter les causes à l'occasion desquelles il se manifesterait chez les individus, et à détruire la matière infectante ou contagieuse qui en deviendrait la cause prochaine, qui constituerait la nature essentielle de la maladie.

J'ai déjà signalé parmi les causes occasionelles les erreurs de régime, le défaut d'exercice ou d'occupation, la variété subite de température et les passions capables de produire une très-grande énervation, d'abattre les forces. Il est en effet important, lorsque l'ennemi frappe, pour ainsi dire, à votre porte, de ne lui donner aucune occasion de faire invasion dans votre domicile, et de se tenir sur ses gardes pour ne pas être sa victime. Il faut donc, en cette occasion, se surveiller continuellement, renoncer aux alimens excitans et de difficile digestion sans se priver, pour cela, de ceux avec lesquels l'estomac se trouve familiarisé, et sans diminuer l'état des forces digestives, lorsqu'on est habitué à une nourriture solide. Les liqueurs fortes et échauffantes doivent être supprimées, ainsi que les fruits acides et les boissons non fermentées. Une simple indigestion ou seulement une digestion pénible, peuvent être l'occasion du développement et de la gravité de la maladie, ainsi qu'on l'a remarqué à Saint-Pétersbourg, à Pest et à Dantzick, « où elle a présenté peu de dan» ger pour tous ceux qui ont mené une vie sobre » et ont observé un régime de vie convenable, » tandis que les deux tiers des morts ont été » victimes de fautes de régime. » On ferait bien de ne changer de ses occupations et des exercices habituels, que ce qui pourrait rapprocher, sans nécessité, des personnes atteintes ou des lieux infectés ; en évitant, toutefois, les exercices forcés, les trop grandes fatigues, capables de rompre, d'une manière trop brusque, l'équilibre des mouvemens vitaux du centre à la circonférence, et *vice versâ*. Les réunions nombreuses présenteraient des inconvéniens qui pourraient devenir funestes, en altérant l'air que l'on respirerait ; il faudrait même renouveler souvent celui des appartemens, où plusieurs personnes se trouveraient à la fois : car, l'idée de se garantir, en se barricadant de toutes parts, ferait naître des dangers beaucoup plus réels et beaucoup plus grands que ceux que l'on croirait éviter.

Je l'ai dit, le passage subit du froid au chaud et du chaud au froid, d'un air sec à un air humide et de celui-ci à celui-là, la trop grande fraîcheur d'une boisson quelconque, lorsqu'on serait en sueur, capables de produire beaucoup d'autres maladies, seraient des causes presque sûres de l'invasion du cholera. Il faut, surtout en pareil cas, que le système dermoïde n'éprouve aucun trouble dans ses fonctions et ne devienne pas l'occasion d'inflammations internes capables de troubler celles des organes digestifs. La peau à laquelle aboutissent une infinité de papilles nerveuses, impressionnée d'abord, communiquerait bientôt à tout le système nerveux l'altération qu'elle aurait primitivement reçue, et on conçoit quelles doivent être les conséquences de semblables relations, dans une maladie caractérisée par des symptômes éminemment spasmodiques. Ce n'est pas, non plus, lorsqu'on est environné de miasmes contagieux, qu'il faut s'énerver au physique comme au moral. Les effets que pourraient produire des excès ou même de simples habitudes, blâmables dans tous les temps, seraient presque inévitables en présence d'une maladie qui se manifeste par la syncope et par un abattement excessif des forces. On s'y prédispose par des erreurs de conduite, par la peur, par la crainte, par toutes les vives affections de l'âme, comme par les erreurs de régime : le découragement, l'abattement d'esprit, sont ordinairement les préludes des souffrances et de la mort que l'on redoute. Enfin, on a depuis long-temps observé que toutes les impressions pénibles, produites sur le moral comme sur le physique, facilitent beaucoup les impressions miasmatiques, lorsqu'il règne des maladies épidémiques ou contagieuses. C'est ainsi qu'on attribue à la part que Constantin prenait aux malheurs de la Pologne, aux pleurs qu'il versait dans son exil de Varsovie, au tourment continuel auquel il s'abandonnait, d'avoir été plus accessible au cholera dont il est mort. On croit encore que c'est l'agitation extrême dans laquelle avaient mis Diebitsch, l'envie qu'excitait la gloire qu'il avait acquise et la jalousie que les Russes manifestaient de voir un étranger à la tête de l'Armée; que c'est à son honneur offensé et à la détermination qu'il prit de supplier le Czar de donner un chef Russe aux troupes qui paraissaient exécuter ses ordres avec peine, qu'il faut attribuer le cholera qui vint terminer sa vie.

Il faudrait pouvoir apprécier les émanations qui s'exhalent des malades, pour avoir des notions exactes sur la matière contagieuse ou infectante; mais elles sont si subtiles et si déliées, qu'elles échappent à nos sens et qu'elles n'ont pu encore être rendues visibles par aucun instrument.

Quelques progrès que les Sciences physiques et chimiques aient faits, quelque précision que les chimistes aient apportée dans leurs opérations, quelque ingénieux qu'aient été les procédés par lesquels on est parvenu à s'emparer des corps gazeux, les miasmes ont, jusqu'à présent, échappé à toutes les tentatives faites pour les soumettre à l'analyse. Nous en sommes donc réduits à des conjectures, à établir des analogies devenues d'autant plus probantes, qu'on est arrivé jusqu'aux foyers d'où de semblables exhalaisons se dégagent, et qu'on a mieux connu les principes constituans des substances animales ou végétales que la putréfaction décompose, ainsi que l'influence morbifique que ces principes isolés exercent sur les personnes exposées à leur action. Que ce soit le carbone, l'azote, l'hydrogène, isolés ou combinés entre eux ou avec d'autres principes constituans des corps organiques; que les foyers d'où ils se dégagent, soient des marais, des cimetières, des voieries et autres lieux où des corps morts se décomposent; qu'ils soient produits par des rassemblemens d'hommes sains ou malades, dans les armées, les prisons, les hôpitaux, les villes assiégées, ou dans des navires en pleine mer; qu'ils proviennent de malades isolés, qui communiquent aux personnes saines l'affection dont ils sont atteints; qu'ils soient, si l'on veut, lancés des entrailles de la terre par des révolutions souterraines, des volcans, etc.; l'expérience a prouvé qu'il existe des moyens propres à les détruire, dans les espaces comme dans les corps infectés, et que, parmi eux, le chlore doit tenir la première place. Il ne me reste donc qu'à déterminer quelle est la meilleure manière de s'en servir; s'il est possible de le dégager aussi promptement et de le renouveler aussi facilement que le gaz délétère met d'activité dans sa reproduction; de quelle ressource il peut être contre le cholera, comme moyen d'hygiène publique et d'hygiène privée; quelles sont les dépenses publiques et individuelles qu'il occasionerait; et enfin, de quelles précaucautions son emploi peut ou doit être accompagné.

Il ne peut plus y avoir de doute sur la propriété désinfectante du chlore, depuis que l'on connaît les heureuses applications qu'en firent autrefois Hallé, Guyton-Morveau, Fourcroy, Vauquelin, etc., pour purifier les fosses d'aisance, pour désinfecter les cimetières et les caveaux funéraires, et pour détruire les effluves, les virus contagieux, les miasmes délétères, et l'odeur pernicieuse qui s'exhale des cadavres. C'est à ces hommes célèbres qu'est due la première connaissance de l'action désorganisante qu'il exerce sur les principes d'origine organique, qui paraissent être la cause efficiente des maladies épidémiques ou contagieuses, et, par suite, des avantages qu'on peut en retirer pour empêcher le développement et la propagation de ces maladies. Mais, l'extrême volatilité du chlore gazeux ne permettait de s'en servir, que dans les affections miasmatiques bornées, pour détruire les exhalaisons déjà formées, sans pouvoir arrêter à leur naissance celles qui continuent à se dégager et qui forment les constitutions atmosphériques, d'où naissent les grandes épidémies. On ne pouvait d'ailleurs le faire dégager sans danger, dans les lieux où se trouvaient des malades exposés à ces émanations ou les personnes saines que l'on voulait en préserver. Il fallait donc trouver des moyens propres à le rendre d'un usage plus général et plus étendu. Il fallait pouvoir opposer aux foyers des miasmes, des réservoirs de chlore, et détruire, par son dégagement continuel, la succession des émanations qui maintiennent la cause morbifique dans l'atmosphère, sans qu'il pût être nuisible aux personnes saines ou malades soumises à son action désinfectante. J'ai mis sur la voie qui a conduit à d'aussi heureux résultats, en publiant mon Mémoire intitulé : *Moyen préservatif des maladies contagieuses, ou par l'infection de l'air*, lu à la Société de Médecine-pratique de Montpellier, le 16 janvier 1822, en présence de M. le docteur Bally, alors de retour de Barcelonne, et inséré dans le cahier de Mars de la même année, des *Nouvelles Annales cliniques* de cette Société, où j'indiquais, pages 278 et 279, le chlorure d'oxide de calcium (chlorure de chaux), comme la combinaison de chlore qui, par la modicité de son prix, pouvait le mieux convenir.

Je n'ignorais pas les applications qu'on avait faites, avant la publication de mon Mémoire, des chlorures de potasse et de chaux pour le blanchissage, ou comme moyen thérapeutique; tandis que je ne savais pas que Guyton-Morveau, Alyon et Thompson avaient signalé le chlorure de chaux comme préservatif de la contagion, et que M. Masuyer s'en était servi, en le faisant répandre entre les lits des malades pour les isoler les uns des autres et pour détruire les miasmes produits, au fur et à mesure de leur émission. Mais, qu'on lise les passages suivans de mon Mémoire; qu'on réfléchisse qu'il a paru dans un moment où l'on craignait que la fièvre jaune ne pénétrât en France, et on y trouvera combien est plus spécial et plus général le but que je proposais d'atteindre.

« Les moyens que je présente, disais-je, ne sont pas nouveaux, il est vrai; il y a long-temps que Guyton-Morveau s'en est servi pour désinfecter l'air et arrêter, ou du moins, diminuer les effets de la contagion, lorsque sa source existe dans la constitution atmosphérique; mais personne encore, que je sache, n'en a fait l'application que je propose, pour empêcher que l'air contagieux ou miasmatique, lorsqu'on n'a pu le corriger, puisse être transmis au moyen de tout le système absorbant ou cutané, que quelques Médecins considèrent comme le principal moyen de propagation, soit par la peau, soit par les orifices des surfaces muqueuses, mises en contact médiat ou immédiat avec un individu malade.

» Si le chlore, à raison de sa grande expansibilité, a été reconnu comme un des moyens les plus propres pour désinfecter des masses circonscrites d'air, ne pourrait-il pas aussi, en raison de sa propriété d'adhérer assez facilement à la peau, devenir une espèce de bouclier contre l'ennemi que recèlent les vêtemens, entre lesquels il se loge pour porter le coup mortel ? Ne pourrait-il point aussi, à cause de cette adhérence, préserver les parties non habillées, telles que les mains et la figure, des effets de la contagion ou de l'infection ? Pourrait-il occasioner quelques désordres, en se logeant comme une sauve-garde à la porte des orifices des différentes surfaces ? Quels seraient, enfin, les moyens de l'employer ? Telles sont les questions que je me suis faites.

» Puisque l'on a observé qu'en se lavant les mains avec de l'eau saturée de chlore, on pouvait se garantir de l'impression des miasmes de nature végétale et animale, à raison de l'adhérence de ce gaz avec ces organes, en restant ainsi exposé, pendant un certain temps, à une faible émanation préservatrice, sans qu'il en résulte aucun effet délétère sur l'économie; la manière de l'employer, que je propose, ne me paraît pas non plus propre à produire les désordres qui pourraient en résulter, si son action avait lieu dans les voies aériennes; il pourrait seulement, alors, resserrer les pores de la peau, ce qui ne ferait, ce me semble, qu'ajouter à son efficacité. Si, enfin, je n'avance pas trop, relativement à ces propriétés du chlore, on pourrait alors le mettre en usage de la manière que j'indiquerai, après l'avoir obtenu par le procédé suivant.

» D'après les expériences que j'ai faites, le mélange le plus propre à obtenir ce résultat m'a paru être celui-ci et dans les proportions suivantes :

Muriate sur-oxigéné de chaux (chlorure de calcium) (1). . . . . 4 onces.
Eau commune. . . . . 1 pinte.

(1) On sait qu'avant la découverte du chlore comme corps simple, on confondait les muriates oxigénés avec

» On fait dissoudre ce sel dans l'eau, qui devient aussi saturée que possible de gaz acide muriatique oxigéné, en y ajoutant deux onces d'acide sulfurique. C'est avec cette dissolution que je propose de faire, matin et soir, des lotions sur toutes les parties du corps, pendant trois ou quatre minutes, après quoi on s'habille ou l'on se couche. La consistance de cette dissolution, si elle n'est pas nuisible, doit faciliter l'adhérence du liquide préservatif sur l'organe cutané, et, par la transpiration insensible, établir entre l'organe et les vêtemens une atmosphère que l'on peut regarder comme anti-contagieuse.

» Les Américains, malgré l'assurance dans laquelle on nous dit qu'ils sont que la fièvre jaune n'est pas contagieuse, cherchent, il est vrai, à s'en préserver par des lotions acides et aromatiques ; mais je ne sais point que le moyen beaucoup plus actif que j'indique, ait été mis en usage.

les sur-oxigénés, et la dénomination dont je me suis servi est celle employée par M. Masuyer (tom. XLIV des *Annales de chimie*). Il ne peut pas non plus y avoir d'équivoque pour le *chlorure*, puisqu'on trouve à la page précédente de mon Mémoire : « Celle de ces » combinaisons qui, par la modicité de son prix, me » paraîtrait le plus convenir „ est avec le calcium : chlo- » rure de cet *oxide* métallique. »

» Il sera cependant vrai que, ce moyen devenant préservatif, relativement à l'absorption par l'organe cutané, il restera toujours la communication de la maladie par la respiration; mais ce danger, s'il existe, sera lui-même moins grand, puisqu'il sera continuellement combattu par des émanations préservatrices qui se dégageront de toute la surface du corps, et que d'ailleurs, en approchant d'un lieu ou d'un individu infecté, on peut, à l'aide des appareils portatifs et anti-contagieux de Guyton-Morveau, s'entourer du gaz désinfecteur, à une certaine distance.

» Si le moyen que je propose ne peut point être employé par la généralité des individus d'une grande ville infectée, il pourrait au moins être de quelque utilité pour la classe soigneuse de sa santé, surtout pour ceux qui, par devoir, sont obligés de lui prodiguer des secours : que de médecins, que de gardes-malade, que de personnes, enfin, dont la vie entière est consacrée au soulagement de leurs semblables, dont nous n'aurions peut-être pas à déplorer la perte! Si j'avais le bonheur de mettre sur la route qui peut nous donner les moyens de nous préserver du fléau dont nos voisins viennent d'être accablés, si je pouvais avoir eu l'idée de contribuer, en quelque chose, à sauver seulement un autre Mazet, tous mes vœux seraient accomplis, j'aurais été assez utile à l'humanité. »

On voit donc que c'est incontestablement la dissolution du chlorure de chaux dans l'eau que je proposais en janvier, ou au moins en mars 1822, comme moyen préservatif des maladies contagieuses ou par infection de l'air ; qu'on pouvait l'employer seule ou en dégager le chlore par l'addition de l'acide sulfurique. On peut s'assurer encore que Guyton-Morveau et Alyon ne l'avaient signalé que pour neutraliser les virus contagieux, et que, si le principal but de M. Masuyer avait été l'isolement des malades dans les hôpitaux, et de garantir, autant que possible, les voisins des émissions de miasmes qui ne traversent pas impunément l'atmosphère, le mien donnait une plus grande extension à ce moyen, en cherchant à garantir en tous lieux, dans les rues comme auprès des malades, ceux qui se trouveraient dans un foyer plus ou moins actif d'infection ou de contagion. Ainsi, c'est avec raison que M. Chevallier a dit dans le tome IIe, page 83 de son *Dictionnaire des drogues simples et composées* : « Il existe une » grande différence entre l'application du chlo- » rure par MM. Masuyer et Bories ; le premier » applique directement ce combiné à la désin- » fection de l'air ; le second se servait du chlo- » rure pour préparer une liqueur chargée de » chlore, dont on faisait des lotions pour se pré-

» server des maladies contagieuses. » M. Chevallier devinait bien ma pensée, lorsqu'il a ajouté: « Que M. Bories a dû considérer le chlorure » comme un réservoir de chlore susceptible d'être » utilisé au besoin. » Les avantages de ma proposition furent aussi reconnus par M. De Lens, lorsqu'il disait dans le tome LXXVII.e, page 283, de la *Bibliothèque médicale*, en analysant l'*Art du Boyaudier*, de M. Labarraque : « que le chlorure de chaux avait *déjà* été si- » gnalé par M. Bories, de Montpellier, comme » préservatif des maladies contagieuses. » Il insiste encore dans la partie historique des chlorures d'oxide, du *Dictionnaire universel de matière médicale et de thérapeutique générale*, tom. II.e, pag. 252, publié en 1830, pour m'accorder sur M. Labarraque la priorité des dates, et il dit, en citant les *Annales cliniques de Montpellier* : « M. Bories proposa » de nouveau cette solution (de chlorure de » chaux), comme prophylactique dans les cas » de contagion. » Il y revient, à la page 258, en ces termes: « M. P. Bories, Pharmacien, a pro- » posé comme préservatif des affections miasma- » tiques, la solution de chlorure de chaux, ai- » guisée d'acide sulfurique et employée en lo- » tions ; » et c'est la première application qu'il en cite contre ces affections.

L'emploi des chlorures, et surtout de celui

de chaux, est devenu d'une telle importance dans les circonstances actuelles, qu'on trouvera, je l'espère, bien naturels les détails dans lesquels je viens d'entrer, et ceux qui peuvent m'être encore nécessaires pour justifier la part que je crois avoir à leur application comme préservatifs des maladies contagieuses, ou par infection de l'air. Ils paraissaient oubliés depuis 1811, époque de la publication du travail de M. Masuyer, lorsque parut ma note de 1822, qui fut bientôt suivie de l'intéressant Mémoire de M. Labarraque, l'*Art du Boyaudier*, dans lequel j'ai trouvé le développement de mes idées sur leur action désinfectante et sur leur propriété prophylactique, qui ont pu facilement lui donner celle d'employer le même moyen pour arrêter et détruire la putréfaction après la mort, puisqu'il exprime celui d'entretenir la santé pendant la vie. Les miasmes de *nature animale*, que je proposais de neutraliser par le chlorure de chaux, se rapportent parfaitement, d'ailleurs, à la *boyauderie*, et l'opinion que j'émettais qu'il pourrait *resserrer les pores de la peau*, s'applique très-bien à ce qu'a dit M. Labarraque : « que le boyau conserve plus de ténacité et de » force, ou, comme le disent les ouvriers, » plus de nerf. » Je trouverais encore des indices du parti qu'il a pu tirer de mes vues à ce sujet, dans la quantité de chlorure qu'il employa pour ses expériences, et qui se trouve juste la même que celle indiquée dans ma formule pour *vingt-quatre onces d'eau*. Mais, l'*Art du Boyaudier* fut bientôt suivi d'un second *Mémoire sur l'emploi des chlorures de sodium et de chaux*, dans lequel sont signalées de nombreuses applications hygiéniques et thérapeutiques, telles que « l'arrosage » des lieux infectés, les lotions faites sur les » plaies : et, où il est dit encore que les méde- » cins ou autres individus donnant des soins » aux malades affectés de maladies contagieuses, » retireront un grand avantage du chlorure li- » quide, si, à l'attention de le respirer, en ap- » prochant de ces malades, et d'en mouiller » leurs mains, ils joignent celle d'en faire ré- » pandre sur le sol et principalement autour des » lits, » Que l'on compare ces expressions avec celles dont je me suis servi dans plusieurs endroits et surtout dans le dernier alinéa de mon Mémoire ; que l'on réfléchisse que les premiers essais de M. Labarraque, devant la commission de la Société d'encouragement pour l'industrie nationale, furent faits *cinq mois* après sa publication, et on jugera si j'ai ou non, sur lui, des droits à la priorité de vues que M. de Lens m'accordait, au moment même, dans la *Bibliothèque médicale*, et qu'il m'a conservée dans son excellent *Dictionnaire*, que M. Chevalier m'a reconnue dans le sien, et que le célèbre Vauquelin défendait, en 1826, devant l'Académie royale des Sciences. A Dieu ne plaise cependant, qu'en renouvelant aujourd'hui les justes prétentions que j'ai le droit de conserver, ou du moins de partager avec M. le Professeur Masuyer, j'aie l'intention d'attaquer en rien les talens bien reconnus de M. Labarraque, je dirai, au contraire, avec M. de Lens (1) : « que » cette question de priorité n'ôte rien au mérite » réel des applications qu'a faites des chlorures » ce Pharmacien distingué, et ne diminue en » rien, par conséquent, le service qu'il a rendu » aux Arts et à la Médecine, en rappelant, met- » tant mieux en lumière et propageant avec zèle » des vérités oubliées ou méconnues. » J'ajouterai seulement, que M. Labarraque jouisse paisiblement des récompenses pécuniaires et des honneurs qu'il a reçus, à propos de ses travaux sur les chlorures; mais qu'il laisse à un modeste confrère la satisfaction de croire que les moyens préservatifs qu'il avait proposés, *avant lui*, contre les maladies contagieuses ou par infection de l'air, appliqués aujourd'hui contre le cholera, peuvent lui valoir de son pays quelque sentiment de reconnaissance.

(1) Dictionnaire cité.

Les propriétés du chlorure de chaux, comme anti-contagieux et préservatif des maladies parmi lesquelles j'ai rangé le cholera-morbus, sont, en effet, si bien établies, qu'on ne saurait sans imprudence en négliger l'emploi dans le cas de son invasion en France. L'expérience a prouvé que les chlorures détruisent le virus syphilitique, ainsi que je l'avais annoncé, en 1826, au Conseil de salubrité de la ville de Paris, et que l'a constaté, depuis, le docteur Coster, qui a publié aussi des résultats curieux de leur action sur le virus rabique et le venin de la vipère. On les a encore employés avec succès contre la peste; et, parmi les exemples remarquables de leurs effets anti-contagieux, je citerai celui communiqué par M. de Lesseps, Consul de France en Syrie, qui, par l'usage fréquent des chlorures (on n'a pas dit la manière dont il s'en était servi), parvint à préserver de la contagion M. Fox-Straugways, Anglais, qui n'avait pas voulu se séparer de son compagnon de voyage, M. Anton, qui mourut de cette maladie, à Alep. MM. Pariset et Darcet ont aussi annoncé que les vêtemens des pestiférés lavés dans de l'eau, macérés dans une solution de chlorure de soude affaibli, et séchés au soleil, peuvent être impunément portés à nu sur la peau. A ces faits, je peux ajouter que, dans des cas de variole, de rougeole et de fièvre scarlatine, j'ai préservé de la communication de ces maladies, des enfans qui habitaient les mêmes appartemens que ceux qui en étaient atteints, en arrosant le sol, matin et soir, avec du chlorure de chaux liquide; et, que M. Chevallier m'a assuré qu'en en faisant faire des lotions sur tout le corps des ouvriers chargés du recurage des égouts de Paris, on était parvenu à les préserver de maladies qui faisaient un grand nombre de victimes, avant qu'on se servît de cette précaution. Quant à leur action désinfectante, elle est prouvée par des exemples si multipliés, que je ne crois pas nécessaire de m'y arrêter plus long-temps.

Nous devons donc avoir la plus grande confiance dans les chlorures pour nous préserver du cholera, en les employant dans des quantités proportionnées à l'intensité de la cause morbifique. Leurs effets doivent être dirigés vers tous les agens propres à propager la maladie et tous les sujets aptes à la recevoir. Qu'elle se communique par contact médiat ou immédiat; que l'air soit le principal agent de transmission, ou qu'une cause inconnue devienne, pour ainsi dire, l'une de ses parties constituantes et forme accidentellement, pendant un temps plus ou moins long, une constitution atmosphérique capable de porter dans toute l'économie, chez la majorité des individus, des désordres tels que la vie soit gravement menacée ; il me semble que l'on peut se garantir des effets de semblables causes, dès qu'on connaît un moyen propre et à servir de bouclier contre leurs attaques, et à les détruire au fur et à mesure qu'elles se présentent et qu'elles se renouvellent. Mais, on doit se tenir partout en garde contre l'ennemi, et lui opposer une défense égale à la force de l'attaque : il ne faut pas lui laisser acquérir le droit de domicile dans nos cités ou dans nos villages, ni négliger aucune des précautions propres à le laisser dans les hautes régions, et à le reléguer dans les champs.

Pour cela, dès qu'on apprendra le voisinage de la maladie, on se fera, matin et soir, des lotions sur toutes les parties du corps avec une dissolution de chlorure de chaux dans les proportions que j'établirai, après quoi on s'habillera ou l'on se couchera. On arrosera, matin et soir, les appartemens avec la même dissolution, ou l'on tiendra suspendus, dans chaque pièce, des linges qui en seront trempés et qu'on aura le soin de mouiller, dès qu'ils se sécheront ; ou encore, on tiendra de ce chlorure liquide dans des vases de terre, que l'on placera dans chacune de ces pièces, et qu'on multipliera, tant qu'on ne sera pas incommodé par l'odeur qui se manifesterait. On conçoit que ces soins, nécessaires pour préserver les maisons particulières, deviennent indispensables pour les établissemens publics : tels que les hôpitaux, les casernes, les colléges, les prisons, les églises, les ateliers, et tous les lieux où un grand nombre de personnes seront réunies.

Mais, il serait à craindre que les effets préservatifs du chlorure, dans l'intérieur des maisons habitées ou des établissemens publics, ne se maintinssent pas toujours au même degré, et que l'air extérieur n'y apportât une somme de gaz délétère si grande, que le gaz désinfectant ne pût pas le détruire en entier. Un moyen bien simple de remédier à cet inconvénient, c'est de faire arroser, le matin avant le lever du soleil, toutes les rues des villes, des bourgs et des villages voisins des lieux infectés, avec une dissolution de chlorure, dont je donnerai les proportions et j'établirai la dépense. Ces arrosages seraient faits par ordre des Administrations municipales et à leurs frais, à l'aide de tonneaux remplis du liquide anti-contagieux et désinfectant, et à la manière de ceux que l'on pratique sur les promenades publiques pendant les fortes chaleurs. On se trouverait ainsi dans les rues comme dans son domicile, au milieu d'une atmosphère continuellement débarrassée des miasmes qui la rendent meurtrière ; car, il est prouvé que le dégagement de chlore auquel le chlorure sert de réservoir, n'a lieu que d'une manière graduée et continue : ce dégagement ne s'effectue même, d'après les recherches de MM. Darcet et Gaultier-de-Claubry, que au fur et à mesure que la petite partie de gaz acide carbonique contenu par l'air atmosphérique s'unit à la chaux du chlorure, et rend ainsi le chlore libre de sa combinaison; et ce qui confirme ce mode de décomposition et de formation d'un carbonate de chaux, c'est que de l'air infecté et privé préalablement de son acide carbonique, n'a paru nullement susceptible d'être purifié, ni par le chlorure de chaux, ni par celui de soude.

Ce moyen de désinfection de l'air extérieur n'est pas à l'abri d'objections, qui, au premier abord, ne paraîtront pas sans fondement. D'un côté, son renouvellement successif et continu par les courans auxquels les rues donnent lieu, et qui emporteraient avec eux le gaz chlorique avant qu'il eût neutralisé la matière infectante; de l'autre, la pression atmosphérique portant continuellement celle-ci, de toutes parts et dans toutes les directions, vers le milieu dans lequel nous vivons, devront sans doute enlever l'agent préservatif, et maintenir la cause morbifique dans les basses régions. Mais, l'air ne se déploie pas toujours de la même manière : tantôt c'est horizontalement, et les vents auxquels ce déplacement donne lieu, peuvent être constans, périodiques ou irréguliers ; tantôt ce n'est que par des extensions rapides ou violentes qui s'échappent des masses ; d'autres fois, les courans sont combinés, inclinés l'un vers l'autre, et ils se réunissent dans une même direction ; enfin, il peut y avoir absence complète de vent, et c'est ce qui arrive le plus souvent ; ou encore, les villes, bourgs ou villages peuvent se trouver parfaitement à l'abri de celui qui régnerait. Alors, si le vent est constant et assez fort pour qu'il puisse emporter le préservatif, il empêchera aussi les miasmes de séjourner dans un même lieu, et ils ne pourront constituer un foyer d'infection ; s'il est périodique, l'obstacle suivra la même périodicité et pourra n'exister que quelques heures du jour et de la nuit, comme cela se voit dans les contrées maritimes ; s'il est produit par un nuage, il cessera en même temps que sa cause ; s'il est combiné, s'il se heurte, il peut prendre une direction qui ne sera pas celle où on aura employé les chlorures ; enfin, cet obstacle cessera d'en être un, s'il y a calme complet, ou si le lieu désinfecté est situé à l'abri du vent existant. Quant à la pression atmosphérique et à l'élasticité en vertu de laquelle les portions d'air les plus voisines de la terre s'efforcent de reprendre l'expansion qu'empêche la pesanteur des couches supérieures, si l'une tend à renouveler sans cesse les miasmes contagieux ou épidémiques, elle met aussi un empêchement continuel à l'élévation du gaz désinfectant sur lequel cette pression s'exerce; et, si l'autre modifie la force comprimante ou l'emporte sur elle, le gaz délétère, les miasmes suivront aussi les lois de ces modifications, et seront entraînés dans les régions supérieures, par la force d'expansion qui l'emportera sur celle de compression. La solubilité du chlore gazeux dans l'eau que contiennent toujours les couches atmosphériques les plus basses, devra, d'ailleurs, le faire résister aux mouvemens que les causes dont je viens de parler pourraient lui imprimer, et le retiendra en contact avec la matière morbifique envers laquelle j'ai dit que l'humidité atmosphérique exerçait la même propriété dissolvante.

Une autre difficulté pour détruire l'agent contagieux ou infectant, dans l'étendue qu'occupent les villes, bourgs ou villages menacés, c'est la quantité considérable de chlorure nécessaire, et la dépense à laquelle il donnerait lieu. Les calculs auxquels je me suis livré, en prenant la ville que j'habite pour exemple, suffiront, j'espère, pour faire revenir de l'idée de l'impossibilité qu'il y aurait à employer ce moyen préservatif.

La ville de Montpellier présente le nombre

suivant de rues, places, traverses et carrefours, dont la surface donne, d'après les détails ci-après, la somme de 209,692 mètres carrés.

Enceinte formée par les Boulevards :

	Boulevards.	44,044 mèt.	mètr.
142	Rues.	70,267	
13	Places.	6,172	127,735.
21	Traverses.	4,110	
27	Carrefours.	3,142	

Faubourgs :

63	Rues, Cours des Casernes compris.	68,506	
4	Places.	1,152	81,957.
21	Traverses.	11,777	
3	Carrefours.	522	
		TOTAL.	209,692.

Mais il ne serait pas absolument nécessaire d'arroser toute la surface des rues, il ne serait même pas facile d'arriver jusqu'aux extrêmes bords, et il deviendrait inutile de porter le préservatif dans certaines parties des faubourgs très-peu pratiquées. Aussi, selon mes calculs, on peut réduire d'un quart l'espace à arroser, ce qui laisse 157,269 mètres carrés.

D'après les expériences que j'ai fait faire sous mes yeux, il faut un *muid* d'eau pour arroser une étendue de 1000 mètres carrés, et pour chlorurer cette quantité de liquide, dans les proportions de *deux parties de chlorure de chaux pour cent parties d'eau*, il faudrait dix kilogrammes de chlorure, qui, à raison d'un franc par kilogramme, font, par tonneau d'un muid, 10 fr., auxquels il faut ajouter, pour frais d'arrosage, 1 fr. par muid, ce qui donne une somme de 11 francs.

Ainsi, pour arroser les 157,269 mètres carrés de surface, sur laquelle je voudrais qu'on répandît journellement la liqueur préservatrice, on emploierait environ 157 muids, qui, à 11 fr. chacun, occasioneraient une dépense de 1,727 fr. par jour. Ces frais journaliers seraient même augmentés de 493 fr., si on voulait faire participer les deux promenades publiques du Peyrou et de l'Esplanade, aux précautions prises pour maintenir la salubrité publique ; mais, au moyen de cette somme dépensée chaque jour, pendant l'imminence ou à dater de l'invasion de la maladie, on parviendrait à s'en garantir ou au moins à en arrêter la propagation, puisqu'on serait partout dans un milieu débarrassé des miasmes qui constituent l'infection atmosphérique, et rendent l'air un agent de contagion (1).

(1) Je me fais un devoir de donner ici un témoignage

Cette dépense, qui pourra servir de base à celle qu'auraient à faire tous les lieux menacés ou infectés, ne paraîtra pas, sans doute, d'une exécution impossible dans un pays assez riche pour payer 1,600,000,000 fr. d'impôts. Les seules contributions directes de la ville de Montpellier, que j'ai prise pour exemple, s'élèvent, pour l'année 1831, à 660.000 fr. Ne serait-il pas possible d'en prélever une faible partie, pour préserver les contribuables, pendant peu de mois, des ravages d'une maladie aussi meurtrière? Ne pourrait-on pas compléter les ressources nécessaires, par les impôts indirects, qui ne sont peut-être pas la moindre cause des maladies populaires, parceque, pesant principalement sur la classe la plus pauvre de la Société, ils l'obligent à des privations de toute espèce, qui hâtent le développement des épidémies? Mais, un moyen plus assuré de faire les frais occasionés par les mesures d'hygiène publique indiquées, serait d'y appliquer une partie des recettes de la ville, que son budjet porte à 530,000 fr.; car, si dans des temps ordinaires il est beau

public de ma reconnaissance à l'Administration municipale de la ville de Montpellier, pour les facilités qu'elle m'a fournies de me procurer tous les renseignemens qui m'ont été nécessaires, et de faire les essais dont j'avais besoin, afin de me livrer aux calculs qui précèdent.

de s'occuper des agrémens de ses habitans, s'il est louable de les faire jouir de la vue des chefs-d'œuvre des Beaux-Arts, s'il est utile de régulariser les rues, etc., etc.; il est indispensable de les préserver des calamités qui, comme le cholera, ont enlevé jusqu'au huitième des populations. On opposera, sans doute, le budjet des dépenses à l'emploi proposé d'une partie des revenus de l'état ou des recettes communales; qu'on permette alors, à chaque ville, à chaque département, d'ajouter quelques centimes additionnels à ceux qui, quelque nombreux qu'ils soient, figurent déjà dans leur budjet des recettes. L'utilité en sera aussi bien reconnue que celle que les contribuables peuvent retirer de la construction d'un pont, de la création d'une grande route, ou de réparations à des chemins vicinaux. On ajoutera, peut-être, qu'un million de francs a déjà été voté pour des mesures sanitaires, lorsqu'on accorde cent fois plus pour la moindre guerre, et que ce serait, tout juste, ce qu'il faudrait pour préserver de la mort un bien plus grand nombre de Français que celui conduit, souvent pour des griefs futiles, sous les canons d'un ennemi qu'ils ne connaissent point. Aussi, prévoyant les objections que l'on peut élever contre la possibilité de mettre en usage ce moyen préservatif, que les Conseils sanitaires s'empressent de provoquer auprès des Conseils généraux l'autorisation de s'imposer, dans les cas d'imminence du danger et de nécessité absolue, vingt centimes additionnels sur les contributions directes : surcroît d'impôt qui, basé sur celles de Montpellier, et sur l'étendue que cette ville occupe, suffirait pour atteindre le but le plus louable qu'on se soit encore proposé.

A l'assainissement du sol, il faudrait joindre toutes les précautions propres à empêcher qu'il s'établît des foyers de contagion ou d'infection. Pour cela, on n'aurait qu'à veiller au déblaiement et à la propreté des rues; à la désinfection souvent répétée des abattoirs, des halles, des marchés publics, où se ramassent des débris de matières animales et végétales ; à la fréquente purification des égouts, où tombent les immondices que les eaux entraînent, et qui souvent n'y arrivent pas par ce seul moyen. L'éloignement des creux à fumier, où existe constamment une fermentation délétère, deviendrait nécessaire. Tout endroit où des eaux croupissent, devrait être comblé. Enfin, je ne pourrais que répéter sur ces moyens d'hygiène publique, ce qui a été dit dans chacun des ouvrages qui traitent des maladies contagieuses ou infectieuses et qu'on a reproduit dans ceux dont le choléra a été le sujet. Ce serait donc à une police soigneuse de la santé des citoyens, à compléter, sous ce rapport, ce que je peux omettre et que les diverses localités rendraient nécessaire.

On s'attend à l'indication du moyen qui paraîtrait le plus propre à empêcher la propagation d'une maladie que j'ai dit être contagieuse, l'isolement. Sans doute, lorsque le cholera s'est introduit dans une ville, il est de l'intérêt de chacun d'arrêter toute communication avec les personnes malades et leurs familles; mais on ne parviendrait pas facilement à empêcher ces relations par des mesures prohibitives. On a déjà vu ce qu'ont produit, en Allemagne et surtout en Hongrie, les cordons sanitaires, pour isoler les quartiers infectés d'une ville, de ceux qui ne l'étaient point, et on conçoit aisément ce que peut présenter d'inhumain l'isolement forcé d'une maison dont les habitans ne pourraient recevoir les marques d'intérêt de parens ou d'amis dévoués. Un seul moyen serait praticable pour engager les habitans d'un même lieu à s'abstenir de se mettre en contact avec ceux d'une habitation où se trouverait la maladie, et ce serait de l'indiquer par quelque signe extérieur. Il paraît encore impossible de réunir dans un Lazaret-Hôpital tous ceux qui seraient frappés de la contagion, quelque avantage qu'il pût en résulter pour le reste de la population. On pourrait, tout au plus, espérer de recevoir dans de semblables établissemens, ceux qui, dans des temps ordinaires, ne peuvent trouver chez-eux les secours dont ils ont besoin, et ces secours seraient bien plus efficaces, s'ils étaient donnés dans des endroits isolés, sous des tentes, dans des baraques, qu'on ferait construire dans les lieux le mieux aérés, et dans lesquelles les personnes aisées feraient bien, dans leur intérêt et celui de leur famille, de se faire transporter, au premier symptôme du mal. Dans cet Hôpital en plein air, auquel serait attaché le nombre de médecins necessaires et où pourraient se rendre tous ceux qui y seraient appelés, on jouirait de tous les avantages de l'isolement, sans éprouver les inconvéniens qui résulteraient de la juste répugnance que beaucoup de personnes auraient à se rendre dans des établissemens réservés à l'indigence et au malheur.

Il est inutile de rappeler ce que j'ai dit des moyens de propagation par contact médiat. Ils indiquent assez qu'une autre précaution non moins importante, c'est de ne pas toucher le linge, les meubles, ni quelque objet que ce soit, qui eût été à l'usage des cholériques. Tout ce qui aurait servi, soit dans les maisons où des malades auraient été traités, soit dans les lieux isolés où ils auraient consenti de se rendre, devrait être d'abord soumis à l'action du chlore, en le lavant avec une dissolution de chlorure de chaux, lorsque les couleurs le permettraient, et ensuite abandonné pendant un certain temps; il faudrait même s'assurer par de nouvelles fumigations ou par de nouveaux lavages avec le chlorure, que leur désinfection a été complète, avant de s'en servir encore : car, pour si peu qu'il y eût quelque crainte qu'ils pussent conserver le germe de la maladie, il ne faudrait pas hésiter à en faire le sacrifice.

Les devoirs des Gouvernemens étant remplis pour empêcher l'introduction de la maladie dans les pays régis par leurs lois ; les Administrations locales ayant pris toutes les précautions possibles pour qu'elle ne se propageât point jusque dans leur ressort, et pour affaiblir ses ravages lorsqu'elle parviendrait à y pénétrer, restent les moyens d'hygiène privée que chacun serait intéressé à mettre en usage et à voir adopter par son voisin.

Après l'éloignement des causes occasionelles dont je me suis déjà occupé, viennent les lotions à faire, matin et soir, sur toute la surface du corps avec une dissolution de chlorure de chaux dans de l'eau tiède ; et la dépense individuelle à laquelle l'emploi de ce préservatif donnerait lieu, serait tellement petite, qu'il pourrait être adopté par les plus pauvres. Pour cela, on n'aura qu'à faire dissoudre *une once* de chlorure, qui, au prix de détail, pourra coûter *cinq ou six centimes*, dans trois livres d'eau légèrement tiédie, et on filtrera (1). Cette quantité de liqueur chlorurée suffirait pour trois personnes qui en employeraient huit onces

(1) Le chlorure seul, sans aucune addition, dissous dans l'eau, formera la meilleure liqueur préservatrice que l'on puisse employer. Le camphre et l'huile de Cajeput que l'on a associés au chlorure, pour former des liqueurs, qui, sous différens noms, sont présentées comme plus efficaces pour l'assainissement de l'air, me paraissent loin de répondre aux vues honorables, sans doute, qui ont présidé à la formation de ces mélanges. S'il est nécessaire que le chlore se dégage du chlorure, pour atteindre le but proposé, il ne faut point qu'il se trouve en contact avec des corps hydrogénés (on sait que le camphre et les huiles essentielles sont de ce nombre) autres que les miasmes eux-mêmes, si on veut qu'il les neutralise.

Le seul appareil portatif que l'on puisse conseiller pour obtenir à volonté le gaz désinfectant, est un *étui* semblable à celui qui contenait, autrefois, le flacon d'où se dégageait l'acide muriatique oxigéné et extemporané de Guyton-Morveau. Cet *étui* serait percillé, en forme d'écumoire, à sa partie supérieure, et surmonté d'un second couvercle. On le remplirait de chlorure de chaux sec, et, lorsqu'on voudrait s'en servir, on n'aurait qu'à enlever le couvercle supérieur : l'air atmosphérique, en s'introduisant dans l'intérieur de l'*étui*, décomposerait le chlorure, et, en agitant légèrement, il s'en dégagerait, bientôt après, assez de gaz désinfectant pour entourer momentanément la personne soumise à son action.

chacune pour chaque lotion, et qui seraient continuellement entourées du gaz anti-contagieux, moyennant environ *deux centimes* par jour. Si, cependant, malgré l'extrême modicité de cette dépense journalière, il se trouvait des gens assez malheureux pour ne pouvoir la prélever sur ce qui leur serait absolument nécessaire pour vivre, les établissemens de Charité, tels que l'excellente Œuvre de la Miséricorde, à Montpellier, devraient faire journellement des distributions d'eau chlorurée aux plus indigens, sur des bons qui leur seraient délivrés par l'Administration ou par les Médecins des quartiers. Ces distributions seraient loin d'occasioner un surcroît de dépenses à ces établissemens, puisqu'elles leur éviteraient, sans contredit, celles qu'ils ont coutume de faire pour des médicamens, et qu'en obtenant le chlorure au prix que j'ai établi pour les arrosages publics, il ne leur en coûterait que *dix ou douze francs* par jour, pour *mille* personnes.

L'arrosage de l'intérieur des maisons ne serait pas non plus très-dispendieux, quand on pense qu'avec un demi-kilogramme de chlorure, dont j'ai fixé le prix *à 75 ou 80 centimes* en détail, on prépare 24 *ou* 25 *litres* de la liqueur préservatrice, qui suffiraient pour arroser deux fois par jour l'appartement le plus vaste, tandis qu'il n'en faudrait que *quatre ou cinq litres* pour un appartement de trois ou quatre pièces. Il serait aussi nécessaire de laver avec la même liqueur, au moins deux ou trois fois par semaine, les latrines, les pots-de-chambre, les éviers, les baquets, etc., etc., ce qui n'augmenterait que de quelques centimes cette partie de la dépense journalière. Enfin, les divers locataires de chaque maison feraient encore bien de s'entendre pour que l'escalier commun, les couloirs, reçussent leur part de ce désinfectant, et pour ajouter aux précautions générales que les villes auraient prises, celle de faire arroser le devant des maisons à des heures différentes de celles où l'arrosage public se ferait.

J'entre dans des détails minutieux et je fais en sorte de me rendre intelligible à toutes les classes de la Société, en traitant des moyens prophylactiques d'une maladie dont la thérapeutique est peu avancée, malgré les nombreuses observations recueillies sur les lieux où elle a régné. Je voudrais que chacun trouvât dans ce petit travail, un manuel, un guide propre à le diriger dans l'emploi des chlorures que je crois contenir le seul agent de destruction des miasmes cholériques, et la seule égide contre leurs attaques, sans que, pour cela, je prétende rendre mon assertion absolue, mais la regardant seulement comme présentant le plus de chances d'être épargné. Ces chances elles-mêmes seront d'autant plus grandes ou diminueront, suivant le plus ou le moins de propreté qu'on maintiendrait dans les habitations et sur sa personne. Ainsi, le danger sera bien moindre, si aux soins que prennent habituellement de leur toilette ceux qui habiteront un endroit infecté ou seulement menacé, ils joignent celui de se laver la figure, le matin en se levant, et les mains, immédiatement après les repas, avec de l'eau chlorurée; s'ils imprègnent légèrement les bouts de leur mouchoir de cette liqueur, qui, si elle ne présente pas l'odeur agréable de l'eau de Cologne ou des autres eaux aromatiques, renouvellera souvent, dans la journée, l'action désinfectante qu'on ne peut lui refuser. Ces soins, utiles pour tous, deviendraient indispensables pour les médecins, les ecclésiastiques, les notaires, les garde-malades et tous ceux que leur profession, leurs fonctions et leurs services appelleraient auprès des malades. Pour eux, il serait prudent de se soumettre à des désinfections multipliées, principalement à la sortie des maisons et au moment où ils y entreraient, après avoir eu l'attention de les faire arroser avec le chlorure, immédiatement avant la communication qu'ils devraient avoir avec leurs habitans.

Le refus de leur ministère ne saurait être prévu ; mais on ne pourrait blâmer, ni taxer de puériles, des précautions prises, non-seulement dans leur intérêt particulier, mais encore dans celui de la société entière.

Comme, enfin, dans des circonstances semblables, on doit, autant que possible, chercher à se garantir entièrement des effets des miasmes que l'air peut encore contenir : après avoir employé tous les moyens propres à les neutraliser, je propose un dernier préservatif contre leur action délétère, et il ne restera que celle qui résulterait de l'acte de la respiration. On peut, ce me semble, atteindre ce but, en portant sur ses habits ordinaires, une *tunique*, ou une *blouse* faites d'une étoffe imperméable, dont on pourrait faire aussi des guêtres et des gants pour les extrémités et des enveloppes pour les chapeaux. La toile ou le taffetas cirés me paraissent convenir parfaitement pour cela, et s'il est prouvé que ces étoffes, ainsi préparées, ne laissent pas pénétrer la pluie, on doit être assuré qu'elles ne donneront point passage à la cause épidémique ou contagieuse que l'air tiendrait en dissolution. On se couvrirait donc exactement de ces espèces de *surtout*, toutes les fois que les occupations ordinaires ou des affaires particulières obligeraient de se mettre en contact avec l'air extérieur, et on n'aurait pas à craindre l'absorption, par l'organe cutané, de la cause contagieuse qui n'aurait pas été neutralisée. Bien plus, ces sortes d'habillemens mettraient obstacle à la trop prompte expansion du gaz chlorique, produit par les lotions faites sur toute la surface du corps, et le préserveraient des variations de température que j'ai dit être des causes occasionelles de la maladie. Mais, il ne faudrait pas introduire ces objets dans les appartemens désinfectés, il serait nécessaire de les réunir dans une espèce de magasin qui leur serait destiné, et dans lequel on aurait placé un vase contenant du chlorure, qui laisserait dégager continuellement le chlore nécessaire à la destruction des miasmes qu'on y ramasserait; ou, mieux encore, après les avoir quittés, on en laverait la partie cirée avec une éponge trempée dans du chlorure liquide, pour s'en servir de nouveau au premier besoin.

J'ai fait l'histoire de la maladie qui fixe en ce moment l'attention de l'Europe entière; j'en ai recherché les causes dans les pays d'où elle tire son origine et celles de sa communication aux autres Nations. J'ai étudié sa nature, ses caractères particuliers et le mode de traitement qui me paraît devoir être adopté, si elle s'introduit en France. Je me suis occupé des règles hygiéniques à suivre pour éviter d'en être atteint et des précautions générales et particulières que je crois devoir être prises, pour empêcher son importation et sa propagation parmi nous. Je ne me suis pas dissimulé, en traitant la question la plus importante, celle de sa propriété contagieuse, les difficultés qu'elle présente, vu le nombre des faits négatifs et ceux d'après lesquels on ne pourrait la lui refuser : ces derniers me paraissant indiquer, le plus souvent en elle, un élément contagieux. Je ne prétends pas, en effet, que toujours et dans toutes les circonstances, elle doive le contenir; car, cette maladie, comme plusieurs autres du même genre, peut n'être contagieuse qu'accidentellement, ne l'être pas du tout, et l'être essentiellement lorsqu'elle est à son *summum* d'intensité, et lorsqu'elle est sous la dépendance de certaines conditions de climat, de température et d'individualité, propres à lui conserver, ce caractère essentiel; ce qui me fait conclure que ceux qui ont voulu qu'elle ne fût jamais contagieuse, me paraissent plus loin de la vérité, que ceux qui prétendraient qu'elle l'est toujours. Quoi qu'il en soit, sa gravité justifie assez les craintes qu'elle inspire; mais qu'on réfléchisse bien que son auxiliaire le plus puissant est la peur, tandis que la fermeté et la résignation en sont les meilleurs préservatifs. En opposant au cholera le calme d'un esprit qui ne craint pas la mort, on diminue les chances de le contracter; et il ne sera pas dit, en cette occasion, que des Français, qui n'ont jamais compté le nombre de ceux qu'ils ont eu à combattre, auront pâli à l'approche d'un ennemi invisible, quel qu'il soit. Si donc, j'ai été forcé de leur faire connaître toute l'étendue du danger qui les menace, je finis en les engageant à l'envisager de sang-froid, et à montrer qu'ils méritent d'être regardés comme les plus braves parmi tous ceux qui déjà y ont été exposès.

FIN.

www.ingramcontent.com/pod-product-compliance
Lightning Source LLC
LaVergne TN
LVHW021519140926
848035LV00047B/1119